Psychotherapie: Praxis

Die Reihe Psychotherapie: Praxis unterstützt Sie in Ihrer täglichen Arbeit – praxisorientiert, gut lesbar, mit klarem Konzept und auf dem neuesten wissenschaftlichen Stand.

Ramona Janus-Göhringer · Nadine Lehnen

Somatische Belastungsstörung, funktionelle Körperbeschwerden

Herausforderungen in der Behandlung meistern – Fälle aus der Praxis

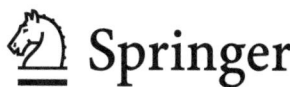

Ramona Janus-Göhringer
Klinikum rechts der Isar / TUM
München, Deutschland

Nadine Lehnen
Klinikum rechts der Isar / TUM
München, Deutschland

ISSN 2570-3285　　　　　　　ISSN 2570-3293　(electronic)
Psychotherapie: Praxis
ISBN 978-3-662-70335-9　　　ISBN 978-3-662-70336-6　(eBook)
https://doi.org/10.1007/978-3-662-70336-6

Die Deutsche Nationalbibliothek verzeichnet diese Publikation in der Deutschen Nationalbibliografie; detaillierte bibliografische Daten sind im Internet über https://portal.dnb.de abrufbar.

© Der/die Herausgeber bzw. der/die Autor(en), exklusiv lizenziert an Springer-Verlag GmbH, DE, ein Teil von Springer Nature 2025

Das Werk einschließlich aller seiner Teile ist urheberrechtlich geschützt. Jede Verwertung, die nicht ausdrücklich vom Urheberrechtsgesetz zugelassen ist, bedarf der vorherigen Zustimmung des Verlags. Das gilt insbesondere für Vervielfältigungen, Bearbeitungen, Übersetzungen, Mikroverfilmungen und die Einspeicherung und Verarbeitung in elektronischen Systemen.
Die Wiedergabe von allgemein beschreibenden Bezeichnungen, Marken, Unternehmensnamen etc. in diesem Werk bedeutet nicht, dass diese frei durch jede Person benutzt werden dürfen. Die Berechtigung zur Benutzung unterliegt, auch ohne gesonderten Hinweis hierzu, den Regeln des Markenrechts. Die Rechte des/der jeweiligen Zeicheninhaber*in sind zu beachten.
Der Verlag, die Autor*innen und die Herausgeber*innen gehen davon aus, dass die Angaben und Informationen in diesem Werk zum Zeitpunkt der Veröffentlichung vollständig und korrekt sind. Weder der Verlag noch die Autor*innen oder die Herausgeber*innen übernehmen, ausdrücklich oder implizit, Gewähr für den Inhalt des Werkes, etwaige Fehler oder Äußerungen. Der Verlag bleibt im Hinblick auf geografische Zuordnungen und Gebietsbezeichnungen in veröffentlichten Karten und Institutionsadressen neutral.

Springer ist ein Imprint der eingetragenen Gesellschaft Springer-Verlag GmbH, DE und ist ein Teil von Springer Nature.
Die Anschrift der Gesellschaft ist: Heidelberger Platz 3, 14197 Berlin, Germany

Wenn Sie dieses Produkt entsorgen, geben Sie das Papier bitte zum Recycling.

Vorwort

> Der weiche Gang geschmeidig starker Schritte,
> der sich im allerkleinsten Kreise dreht,
> ist wie ein Tanz von Kraft um eine Mitte,
> in der betäubt ein großer Wille steht.
> *Rainer Maria Rilke, 1907*

Da ist eine junge Frau Mitte zwanzig, die aus scheinbar ungeklärten Gründen nicht mehr laufen kann. Neben ihr sitzt im Stuhlkreis eines hellen, in warmen Farben gestalteten Raumes einer großen Universitätsklinik ein junger Mann um die dreißig, seine Mundwinkel zeigen nach unten, seine Gedanken kreisen um seine Gesundheit, vor allem um seine quälenden Verdauungsbeschwerden, für welche die ÄrztInnen bislang keine hinreichende Erklärung gefunden haben. Ihren Stuhl einige Zentimeter aus dem Kreis herausgerückt, fast als wolle sie sich hier nicht einreihen, sitzt eine ältere Dame, das silbergraue Haar im gepflegten Bobschnitt. Man sieht ihr an, dass ihr das Leben viel abverlangt hat. Ihre Brustkrebserkrankung ist gut behandelt, seit vielen Jahren ohne Rezidiv. Dennoch leidet sie unter einer ausgeprägten Erschöpfung und verschiedenen belastenden Körperbeschwerden, für die es weder eine ausreichende medizinische Erklärung noch ein wirksames Medikament zu geben scheint. Nahe dem Eingang des Raumes sitzt eine Frau mittleren Alters, die sich vom Rest der insgesamt achtköpfigen Gruppe durch ihren Blazer und ihr mit weißen Blättern gefülltes Klemmbrett unterscheidet. Es handelt sich um die Therapeutin, die einen aufmunternden Blick in die Runde wirft, nachdem sie alle Namen auf ihrer Liste abgehakt hat.

So oder so ähnlich sieht es in der Gruppentherapie auf einer psychosomatisch-psychotherapeutischen Station aus, die sich auf die Behandlung funktioneller Körperbeschwerden spezialisiert hat. Legt die Therapeutin abends ihren Blazer ab und erzählt befreundeten KollegInnen bei einem Abendessen von ihrer Arbeit, hört sie oft Sätze wie „Das könnte ich nicht, mit diesen Patienten mit Körperbeschwerden arbeiten. Ist das nicht total mühsam und frustrierend?"

Dass es das nicht ist und die therapeutische Arbeit mit einem wohlwollenden Blick, therapeutischer Neugier und dem bewussten Einsatz bewährter psychotherapeutischer Methoden und Konzepte sogar viel Freude und wunderbare Erfolgserlebnisse mit sich bringen kann, soll das vorliegende Buch zeigen.

Der Begriff „funktionelle Körperbeschwerden" beschreibt Symptome, die anhaltend sind und belastend, für die sich aber nach eingehender medizinischer Diagnostik keine ausreichende Erklärung in Körperfehlfunktionen finden lässt. Funktionelle Körperbeschwerden sind in der Allgemeinbevölkerung häufig. Wirft man einen Blick in europäische Hausarztpraxen, findet man für funktionelle Körperbeschwerden Zahlen zwischen 20 % und 50 % der Vorstellungen (de Waal et al., 2004; Haller et al., 2015).

Es ist eine unumstrittene Empfehlung, dass die Einführung eines wissenschaftlich fundierten Erklärungsmodells für PatientInnen mit funktionellen Körperbeschwerden ein wichtiger Baustein in der Behandlung sein sollte. Unterschiedliche Modelle des Symptomursprungs zwischen Behandelnden und PatientInnen verursachen vermeidbare Schwierigkeiten in der Therapie (Stortenbeker et al., 2020). Die Erarbeitung eines gemeinsamen Krankheitsverständnisses kann dabei Abhilfe schaffen. Ein Verständnis für Entstehung und Aufrechterhaltung der eigenen Beschwerden kann Unsicherheit und Scham reduzieren und wichtige Ansatzpunkte für die Behandlung liefern.

Ziel dieses Fallbuches ist es, anhand praxisnaher Beispiele Anregungen und Formulierungshilfen zur Übersetzung aktueller Forschungsergebnisse in konkrete Sprache zu geben. Sechs Fallbeispiele, wie man sie häufig in ambulanter oder stationärer psychosomatisch-psychotherapeutischer Behandlung findet, verweisen auf Herausforderungen in einem prototypischen Therapieprozess und geben konkrete Anregungen und Hilfestellungen anhand praktischer Beispieldialoge. Die beschriebenen PatientInnen sind frei erfunden und wurden so konstruiert, dass sie in ihrer Auswahl ein möglichst breites Spektrum an Beschwerdebildern und Herausforderungen in der Therapie abbilden. Ähnlichkeiten mit echten Personen sind rein zufällig.

Das Fallbuch richtet sich an Behandelnde aus verschiedenen Berufsgruppen, egal ob ambulant oder im stationären Setting tätig. Es soll Mut machen und der Stigmatisierung dieser besonderen PatientInnengruppe etwas entgegensetzen.

Das Buch wurde gefördert durch das Deutsche Zentrum für Psychische Gesundheit (Förderkennzeichen 01EE2303A).

Wir möchten uns an dieser Stelle ganz herzlich bei all den Betroffenen und ihren Angehörigen, allen MentorInnen sowie KollegInnen bedanken, von denen wir im Laufe unserer Berufspraxis lernen durften, und bei Frau Monika Radecki vom Springer Verlag für die vertrauensvolle Begleitung des Buchentstehungsprozesses.

München, Deutschland	Ramona Janus-Göhringer
München, Deutschland	Nadine Lehnen
Dezember 2024	

Literatur

De Waal, M. W. M., Arnold, I. A., Eekhof, J. A. H., & Van Hemert, A. M. (2004). Somatoform disorders in general practice: Prevalence, functional impairment and comorbidity with anxiety and depressive disorders. *British Journal of Psychiatry, 184*(6), 470–476. https://doi.org/10.1192/bjp.184.6.470.

Haller, H., Cramer, H., Lauche, R., & Dobos, G. (2015). Somatoform Disorders and Medically Unexplained Symptoms in Primary Care. Deutsches Ärzteblatt international. https://doi.org/10.3238/arztebl.2015.0279

Rilke, R. M. (1907). Neue Gedichte (Bd. 1). Insel Verlag.

Stortenbeker, I., Stommel, W., Van Dulmen, S., Lucassen, P., Das, E., & Olde Hartman, T. (2020). Linguistic and interactional aspects that characterize consultations about medically unexplained symptoms: A systematic review. Journal of Psychosomatic Research, 132, 109994. https://doi.org/10.1016/j.jpsychores.2020.109994.

Inhaltsverzeichnis

1 Wie ist das Buch zu benutzen: Eine kleine Bedienungsanleitung 1
   1.1 An wen richtet sich das Buch?............................. 1
   1.2 Aufbau des Buches 2
   1.3 Nutzungshinweise 2
   1.4 Unsere Intention.. 3

2 Theoretischer Hintergrund 5
   2.1 Definition, Diagnose und Epidemiologie..................... 5
   2.2 Risikofaktoren 7
   2.3 Begleiterkrankungen 7
   2.4 Erklärungsmodell und messbare Marker...................... 8
   2.5 Behandlung 10
   Literatur... 11

3 Fälle 15
   3.1 Frau M., Ulrike (w 24).................................... 15
   3.2 Herr R., Xander (m 25) 16
   3.3 Frau D., Christiane (w 56)................................ 17
   3.4 Frau Q., Xia (w 33) 17
   3.5 Herr Y., Vinzent (m 29) 18
   3.6 Frau D., Lieselotte (w 83)................................ 19

4 Prototypischer therapeutischer Prozess 21
   4.1 Diagnostik und Diagnosemitteilung 22
   4.2 Motivationsaufbau zur psychosomatisch-psychotherapeutischen Behandlung 27
   4.3 Zielklärung.. 30
   4.4 Arbeit an und mit der therapeutischen Beziehung............. 34
   4.5 Unmittelbare Arbeit an Körperbeschwerden und Verhalten 37
   4.6 Wertschätzende Konfrontation mit aufrechterhaltenden Faktoren... 42
   4.7 Weiterführende Behandlungsoptionen....................... 47
   Literatur... 51

5	**Typische Probleme in der Behandlung und Empfehlungen zum Umgang**	55
5.1	Diagnostik und Diagnosevermittlung	55
5.2	Motivationsaufbau zur psychosomatisch-psychotherapeutischen Behandlung	69
5.3	Zielklärung	82
5.4	Arbeit an und mit der therapeutischen Beziehung	88
5.5	Unmittelbare Arbeit an Körperbeschwerden und Verhalten	97
5.6	Wertschätzende Konfrontation mit aufrechterhaltenden Faktoren	114
5.7	Weiterführende Behandlungsoptionen	127
	Literatur	136
6	**Take-Home-Messages zu Herausforderungen in der Behandlung funktioneller Körperbeschwerden**	139

Über die Autorinnen

Prof. Dr. med. Nadine Lehnen Fachärztin für psychosomatische Medizin und Psychotherapie und für Neurologie, Klinik und Poliklinik für Psychosomatische Medizin und Psychotherapie, TUM Universitätsklinikum; Leiterin stationäre Behandlung, Leiterin Forschungsgruppe Neuropsychosomatik der Körperbeschwerden; geschäftsführende Oberärztin; vorherige Leitungsfunktionen: Neuropsychosomatik, psychosomatischer Konsildienst, Psychoonkologie, psychosoziale Evaluation vor Adipositaschirurgie, psychosoziale Evaluation vor Transplantation, stellvertr. Leiterin Zentrum für Interdisziplinäre Schmerzmedizin des TUM Universitätsklinikums;. Schwerpunkte: belastende Körperbeschwerden vor dem Hintergrund körperlicher Erkrankung, Traumafolge- und Persönlichkeitsstörung; experimentelle Psychopathologie, Psychophysik; multimodale psychosomatisch-psychotherapeutische Behandlung.

M.Sc. Ramona Janus-Göhringer psychologische Psychotherapeutin; berufliche Tätigkeit in verschiedenen ambulanten und stationären psychotherapeutischen Settings (seit 02/2020 an der Klinik und Poliklinik für Psychosomatische Medizin und Psychotherapie, TUM Universitätsklinikum), wissenschaftliche Mitarbeiterin (Klinik und Poliklinik für Psychosomatische Medizin und Psychotherapie, TUM Universitätsklinikum, Deutsches Zentrum für Psychische Gesundheit), angestellt in einer Münchner Privatpraxis. Schwerpunkte: ambulante und stationäre Psychotherapie; Verbesserung der Psychotherapie von PatientInnen mit funktionellen Körperbeschwerden im Rahmen der wissenschaftlichen Tätigkeit; Supervision von PsychotherapeutInnen in Ausbildung.

Wie ist das Buch zu benutzen: Eine kleine Bedienungsanleitung

Aus Gründen der besseren Lesbarkeit werden wir im Text auf die gleichzeitige Verwendung der Sprachformen männlich, weiblich und divers (m/w/d) verzichten. Die in diesem Buch verwendeten Personenbezeichnungen beziehen sich – sofern nicht anders kenntlich gemacht – auf alle Geschlechter.

1.1 An wen richtet sich das Buch?

Wir haben uns bewusst dafür entschieden, ein Buch zu schreiben, das sich nicht nur an Psychotherapeuten, sondern an alle Berufsgruppen, die an der Behandlung funktioneller Körperbeschwerden beteiligt sind, richtet. Also zum Beispiel auch an Psychologen, Ärzte, Physiotherapeuten, Körpertherapeuten, Kreativtherapeuten, Sozialtherapeuten, Pflegekräfte und Sekretariats- und Case-Management-Mitarbeitende. Der vorgestellte theoretische Hintergrund im Buch ist auf Basis aktueller Forschungsergebnisse so formuliert, dass es kein medizinisches oder psychotherapeutisches Vorwissen braucht und unser Konzept auch ohne tiefere vorherige Beschäftigung mit dieser Patientengruppe gut zu verstehen ist. Die Beispieldialoge, welche konkrete Formulierungshilfen liefern, sind nicht nur auf das psychotherapeutische Einzelsetting, sondern ebenso gut auf alle anderen Formen von Patientenkontakten (z. B. beim Hausarzt oder im pflegerischen Kurzkontakt einer psychosomatischen Station) sinnvoll anwendbar. Herausforderungen im Behandlungsverlauf begegnen allen Berufsgruppen, und Formulierungshilfen sind damit in verschiedenen Kontexten hilfreich. Wir weisen hier nochmal darauf hin, dass uns bewusst ist, dass sich der Forschungsstand fortlaufend ändert und unsere Darstellungen natürlich in wenigen Jahren überholt sein können.

Das vorliegende Fallbuch ist nicht auf den Einsatz im stationären psychosomatischen Setting begrenzt. Wir als Autorinnen berichten zwar von unseren Erfahrungen aus dem stationären klinischen Alltag, der Austausch mit ambulant arbeitenden Kollegen zeigt jedoch, dass sich der konkrete Dialog mit Patienten nicht wesentlich unterscheidet.

1.2 Aufbau des Buches

Das vorliegende Fallbuch gliedert sich in sechs Kapitel. Zu Beginn möchten wir Sie über den Hintergrund dieser besonderen Patientengruppe und den aktuellen Forschungsstand zu Mechanismen hinter der Entstehung funktioneller Körperbeschwerden informieren. Unser Ziel ist es, komplexe Zusammenhänge aus der Forschung für Patienten zugänglich und verständlich zu machen. Durch Bereitstellen relevanter Informationen wollen wir unseren Patienten auf Augenhöhe begegnen und sie zu Experten ihrer individuellen Beschwerden machen. Dass man im klinischen Alltag immer wieder auf Hindernisse und Herausforderungen stößt, ist eher die Regel als die Ausnahme. Daher ist das vorliegende Buch so aufgebaut, dass wir Ihnen sechs Patientinnen und Patienten vorstellen (Kap. 3), die an unterschiedlichen funktionellen Körperbeschwerden leiden. Diese sechs Personen begleiten uns durch einen prototypischen Therapieprozess, der in Kap. 4 mit seinen Besonderheiten für diese Patientengruppe vorgestellt wird. Wir berichten hier von Herausforderungen, die aus unserer Erfahrung häufig sind. Anhand konkreter Dialoge geben wir im Interventionsteil (Kap. 5) Anregungen für den Umgang damit. In Kap. 6 stellen wir Ihnen eine Zusammenfassung zur Verfügung, die Sie ausdrucken und als Gedächtnisstütze oder Inspiration im Therapiealltag, oder auch zu Weiterbildungszwecken, nutzen können.

1.3 Nutzungshinweise

Wir möchten darauf hinweisen, dass keine Notwendigkeit besteht, das vorliegende Buch in chronologischer Reihenfolge zu lesen. Sollten Sie beispielsweise vorwiegend an konkreten Formulierungshilfen zu einem bestimmten Problem interessiert sein, können Sie bedenkenlos in Kap. 5 springen. Die beschriebenen Patienten werden in Kap. 3 eingeführt. Sie können während der Lektüre immer wieder dorthin zurückblättern, um die Eckdaten über Störungsbild und Hintergrund der jeweiligen Person zu erfahren.

Am Ende eines jeden Unterkapitels finden Sie eine kurze Zusammenfassung der aus unserer Sicht wichtigsten Aspekte. Sie finden zudem verschiedene Abbildungen im Buch, die Ihnen Anregungen zur Umsetzung im therapeutischen Alltag geben. Für eine vertiefte Lektüre finden Sie die Quellen der zitierten Literatur am Ende eines jeden Kapitels.

1.4 Unsere Intention

Ziel dieses Buches ist es, bestehende Vorbehalte in Bezug auf die Behandlung von Menschen mit somatischer Belastungsstörung und funktionellen Körperbeschwerden abzubauen und Ihnen als Behandler zu zeigen, dass die therapeutische Arbeit auch viel Freude und Erfolgserlebnisse mit sich bringen kann. Wir wollen Ihnen in diesem Buch vermitteln, dass sich der Umgang mit dieser Patientengruppe nicht so sehr von anderen psychischen Störungsbildern oder auch körperlichen Erkrankungen unterschiedet, wie Sie vielleicht denken mögen. Vor dem aktuellen wissenschaftlichen Hintergrund ist der gezielte Einsatz lange bewährter Methoden sinnvoll und nützlich. Dabei sprechen wir alle Therapieschulen gleichermaßen an, da alle sinnvolle und hilfreiche Interventionen im Umgang mit funktionellen Körperbeschwerden in ihrem Repertoire haben. Wir wollen Sie ermutigen, selbstbewusst in die Behandlung auch dieser Störungsbilder einzutreten und vielleicht sogar, wie wir, durch eine neugierige und wohlwollende Haltung viel Freude in den Therapien zu erleben.

> **Für mehr Leichtigkeit in der Behandlung belastender Körpersymptome**
> - Therapie mit Freude und Sinn: Die spürbaren Fortschritte und die deutliche Verbesserung der Lebensqualität von Patienten mit funktionellen Körperbeschwerden machen diese therapeutische Arbeit besonders erfüllend.
> - Nicht so anders, wie es scheint: Viele bewährte Interventionen, die bei anderen psychischen Erkrankungen und auch bei körperlicher Erkrankung eingesetzt werden, lassen sich ebenso erfolgreich bei Patienten mit funktionellen Körperbeschwerden anwenden.
> - Wissenschaft bringt Hoffnung und entstigmatisiert: Forschung zeigt, dass messbare Fehlverschaltungen im Gehirn die Symptome funktioneller Körperbeschwerden verursachen – doch dank Therapie sind sie veränderbar und behandelbar.

Theoretischer Hintergrund 2

2.1 Definition, Diagnose und Epidemiologie

Funktionelle Körperbeschwerden, also Körperbeschwerden, die anhaltend sind und belastend, für die sich aber keine ausreichende Erklärung in Körperfehlfunktionen finden lässt, sind häufig. Sie betreffen 20–50 % der Hausarztbesuche (De Waal et al., 2004; Haller et al., 2015), die Lebenszeitprävalenz beträgt etwa 13 % (Meyer et al., 2000), die Punktprävalenz etwa 9 % (Rometsch et al., 2024). Frauen sind häufiger von funktionellen Körperbeschwerden betroffen als Männer. Funktionelle Körperbeschwerden können sich in allen Symptomen manifestieren, die auch durch Körperfehlfunktionen hervorgerufen werden, also etwa Herzbeschwerden, Atemnot, Juckreiz, Lähmung, Schluck- oder Blasenfunktionsstörungen. Häufig sind Schmerzen, Schwindel, Bauchbeschwerden und Erschöpfung.

Es ist wichtig zu wissen, dass Patienten mit funktionellen Körperbeschwerden krankheitsbedingt mindestens so eingeschränkt und belastet sind wie Patienten mit denselben, durch Körperfehlfunktionen bedingten Symptomen, also z. B. Patienten mit einer funktionellen Gangstörung mindestens ebenso sehr wie Patienten mit einer durch eine Parkinson-Erkrankung bedingten Gangstörung (Carson et al., 2011). Hierzu passt unser aktuelles Verständnis von funktionellen Körperbeschwerden (s. Abschn. 2.4), nach dem sich im Erleben der Patienten funktionelle Körperbeschwerden nicht von den durch Körperfehlfunktionen hervorgerufenen Symptomen unterscheiden, also ganz und gar „echt" sind.

Wie alle Körpersymptome sind auch funktionelle Körperbeschwerden durch unterschiedliche Kontexte, z. B. auch durch Stress, modulierbar. Rein simulierte Körperbeschwerden sind extrem selten.

Je nachdem, welche Ärzte Patienten aufsuchen, werden die funktionellen Körperbeschwerden unterschiedlich benannt und unterschiedlichen Diagnosen zugeordnet. So kann bei Durchfall, Blähung und Bauchschmerzen etwa vom Internisten ein Reizdarmsyndrom nach den klaren Rom-Kriterien diagnostiziert werden. Dieselbe

Patientin könnte auch die ebenso klar im Diagnosesystem der WHO in der zehnten Fassung (ICD-10-GM; Freyberger et al., 2019) definierten Kriterien einer somatoformen autonomen Funktionsstörung des unteren Verdauungssystems erfüllen und diese Diagnose vielleicht durch eine Fachärztin für psychosomatische Medizin und Psychotherapie erhalten. Weitere Beispiele für solche in den Kriterien überlappenden, aber nicht identischen, Diagnosen sind persistierender posturalperzeptiver Schwindel/somatoformer Schwindel oder Fibromyalgie/somatoforme Schmerzstörung. Oft erhalten Patienten zunächst gar keine klare Diagnose, sondern erst einmal die Nachricht, dass mit ihren Körperfunktionen alles in Ordnung sei, dass sich „kein Befund" finden lasse, obwohl die Patienten klar Symptome haben und krank sind. Zur Komplexität der Diagnosestellung trägt dann noch bei, dass „reine" funktionelle Körperbeschwerden, also Körperbeschwerden ohne jegliche Störung in Körperfunktionen, eher selten sind. In der Regel besteht ein dimensionales (gemeint ist: irgendwo auf dem Spektrum zwischen „rein körperlich" und „gänzlich ohne körperliches Korrelat") Geschehen mit unterschiedlichem Ausmaß körperlicher Fehlfunktion, das die Körperbeschwerden aber nicht ausreichend erklärt. Als Beispiel sei ein Patient mit einer Neuritis vestibularis angeführt, bei dem sich die Entzündung des Gleichgewichtsnervs langsam bessert, während sich gleichzeitig ein funktioneller Schwindel entwickelt, sodass im Zeitverlauf unterschiedlich starke Einschränkungen der Körperfunktion (periphere Gleichgewichtsfunktion) messbar sind, die aber die (Schwindel-)Symptomatik nicht mehr ausreichend erklären. Dieser Komplexität wird in der neuen ICD-11 WHO-Klassifikation mit der Diagnose der somatischen Belastungsstörung Rechnung getragen, die durch übermäßige Aufmerksamkeit bezüglich anhaltender und belastender Körpersymptome definiert ist – unabhängig davon, ob diese durch Körperfehlfunktionen erklärt sind oder nicht (Bundesinstitut für Arzneimittel und Medizinprodukte. https://www.bfarm.de/DE/Kodiersysteme/Klassifikationen/ICD/ICD-11/uebersetzung/_node.html. Zugriff 01.08.2024). Es besteht die Hoffnung, dass dadurch die Diagnosestellung erleichtert wird und belastete Patienten rascher eine adäquate Therapie erhalten. Ebenso kann auf die Entwicklung von diagnostischen Tests bei funktionellen Körperbeschwerden auf der Basis experimentell gefundener messbarer Marker (s. Abschn. 2.4) gehofft werden.

Aktuell sind die Schwierigkeiten in der Diagnosestellung sicher mitursächlich für die vielen Ärzte und anderen Behandelnden, die Patienten typischerweise aufsuchen, und die verschiedenen, oft nicht indizierten und nicht selten von den Patienten aus eigener Tasche bezahlten Untersuchungen, die erfolgen, bevor Patienten in leitliniengerechter Behandlung ankommen. Die Dauer, bis Patienten adäquate evidenzbasierte Behandlung erhalten, ist lang. Eine Untersuchung vor nicht allzu langer Zeit ermittelte im Durchschnitt 25 Jahre (Herzog et al., 2018). Die damit einhergehende sozioökonomische Belastung ist groß (Wortman et al., 2018).

In der Zeit ohne adäquate Behandlung kommt es oft zu Fehlgebrauch aufgrund von Fehlfunktion und damit einhergehend zu einem körperlichen Abbau. Eine Patientin, die aufgrund einer funktionellen Lähmung über Jahre im Rollstuhl sitzt, leidet dann zum Beispiel unter Muskel- und Knochenabbau.

Insgesamt lassen sich geringes Wissen und auch Fehlinformation zu Definition, Diagnosestellung und Behandlungsmöglichkeiten von funktionellen Körperbeschwerden bei nicht hierauf spezialisierten Behandelnden, bei Betroffenen, Angehörigen und der Gesellschaft insgesamt konstatieren, was wir manchmal als „blinden Fleck in der Medizin" charakterisieren. Dass damit umgekehrt eine Minderversorgung und große Stigmatisierung einhergeht, versteht sich fast von selbst.

2.2 Risikofaktoren

Wie im letzten Abschnitt angedeutet, entstehen funktionelle Körperbeschwerden nicht selten auf dem Boden – auch unterschwelliger – körperlicher Erkrankung oder Körperfehlfunktion. Epileptische Anfälle sind ein Risikofaktor für funktionelle/dissoziative Anfälle; auf Körperfehlfunktion beruhende Schwindelerkrankungen, wie etwa ein gutartiger paroxysmaler Lagerungsschwindel, erhöhen das Risiko, einen funktionellen/somatoformen Schwindel zu entwickeln. (Epi)genetische Profile scheinen ebenso eine Rolle zu spielen wie frühere Lebensstressoren und Traumatisierungen, besonders in der frühen Kindheit. Soziale Faktoren wie Einsamkeit spielen eine wichtige Rolle. Auslöser können akute Erkrankungen, Unfälle oder Lebensstressoren sein. Aus unserem Krankheitskonzept für funktionelle Körperbeschwerden (s. Abschn. 2.4) lässt sich aber auch gut das Auftreten funktioneller Körperbeschwerden auch ohne jegliche oder nur durch kleine aktuelle körperliche, psychologische oder soziale Auslöser erklären. Aufrechterhaltend für funktionelle Körperbeschwerden wirken unter anderem nicht angepasste körperliche und soziale Aktivität. Da es sich hierbei sowohl um ein zu viel als auch ein zu wenig etwa von Bewegung oder beruflicher Anstrengung handeln kann und sich dies im Verlauf von einem Pol zum anderen ändern kann, besteht die Kunst in der Behandlung im differenzierten, individuellen Verständnis solcher aufrechterhaltenden Faktoren im zeitlichen Verlauf. Dies gilt besonders für Einschätzungen zu Arbeitsunfähigkeit, Wiedereingliederung, Berufs- und Erwerbsunfähigkeit und Rentenverfahren.

2.3 Begleiterkrankungen

Funktionelle Körperbeschwerden gehen mit erhöhter Depressivität und Angst einher. Relevant ist, dass sie auch unabhängig von diesen Komorbiditäten Prädiktoren für Funktionsbeeinträchtigung sind. Analog ist Suizidalität bei Patienten mit funktionellen Körperbeschwerden, auch unabhängig von begleitender Angst oder Depression, erhöht. Weitere beachtenswerte Begleiterkrankungen sind Suchterkrankungen, posttraumatische Belastungsstörung (PTBS), passend zu den Risikofaktoren auch komplexe posttraumatische Belastungsstörung (kPTBS), Persönlichkeitsstörungen und körperliche Erkrankungen.

2.4 Erklärungsmodell und messbare Marker

Um das aktuelle neurowissenschaftlich begründete Erklärungsmodell zu funktionellen Körperbeschwerden zu verstehen, ist es nützlich, sich grundsätzlich zu vergegenwärtigen, wie das Gehirn und die dortige Verarbeitung von Körpersignalen funktionieren. Wahrnehmung geschieht dabei in einem eng verknüpften Zusammenspiel von Körpersignalen, etwa von Sensoren im Auge oder im Gleichgewichtsorgan, und inneren Modellen, die auf der Basis von Vorerfahrung im Gehirn hinterlegt sind. Die Nutzung von inneren Modellen ermöglicht eine zeitgerechte Informationsverarbeitung, die allein durch die Körpersignale, die zeitverzögert und rauschbehaftet sind, nicht möglich wäre. Je nach Vorerfahrung und Situation werden Körpersignale oder innere Modelle in der Wahrnehmungsbildung höher gewichtet. Clark (2013) veranschaulicht das in einem Beispiel so: Wenn wir bei Nebel eine bekannte Straße langfahren, verlassen wir uns mehr auf unsere auf Vorerfahrungen beruhenden inneren Modelle, während wir, wenn wir bei hellem Licht eine uns unbekannte Straße nehmen, uns mehr auf die Körpersignale aus unseren Augen verlassen. Das Zusammenspiel zwischen Körpersignalen und innerem Modell geschieht unbewusst, und die Verknüpfung ist so eng, dass aus der entstehenden Wahrnehmung nicht mehr unterscheidbar ist, welchen Anteil Körpersignale und welchen innere Modelle jeweils haben. Dies lässt sich an optischen Täuschungen veranschaulichen, ein Beispielbild findet sich unter https://de.wikipedia.org/wiki/Optische_Täuschung#/media/Datei:Opt_taeuschung_groesse.jpg (Zugriff 01.08.2024). Hier wurden unter anderem identische Bilder von Menschen in ein Foto mit räumlicher Perspektive kopiert. So entsteht der Eindruck, die Menschen seien unterschiedlich groß, obwohl sie gleich viele Zentimeter messen. Die in inneren Modellen festgelegte Annahme, dass Menschen, die weiter weg sind, kleiner erscheinen, überwiegt in der Wahrnehmung der Ausmessung der Größe der Menschen auf unserer Netzhaut, also dem Körpersignal. Wir nehmen die Menschen auch dann noch „echt" unterschiedlich groß wahr, wenn wir die (identische) Größe selbst nachgemessen haben. Solche inneren Modelle werden auch zur Planung unserer Bewegung und damit all unserer Kommunikation und sozialer Interaktion verwendet. Innere Modelle sind auch die Basis für die Kontrolle immunologischer und hormoneller Körperprozesse (vergleiche Pezzulo et al., 2019). Die Modelle und ihr Zusammenspiel mit Körpersignalen sind bis ins hohe Alter veränderbar, beispielsweise durch neue Erfahrungen.

Das Konzept, dass die Verarbeitung von Körpersignalen im Zusammenspiel mit inneren Modellen bei Patienten mit funktionellen Körperbeschwerden gestört ist, ist experimentell prüfbar (Lehnen et al., 2018). Untersuchungen auf der Ebene eines „Proof-of-Concept" konnten eine solche krankhafte sensomotorische Verarbeitungsstörung bei Patienten mit zum Beispiel funktionellem Schwindel, funktioneller Bewegungsstörung, chronischer Erschöpfung und Reizdarmsyndrom nachweisen (Bogaerts et al., 2010; Lehnen et al., 2019; Regnath et al., 2024; Schröder et al., 2021, 2022; Van Den Houte et al., 2018). So ist etwa bei Patienten mit funktionellem Schwindel ein unwillkürliches Kopf- und Blickwackeln nachweisbar, trotz in umfassender Diagnostik vollkommen intakten Körperbefunden. Nachdem unsere Wahrnehmung, wie oben beschrieben, so gebaut ist, dass wir ihr Ergebnis als „echt" empfinden, unabhängig davon, wie viel sie auf Körpersignalen oder auf inneren Modellen im Gehirn beruht, ist auch gut nachvollziehbar, warum Patienten mit funktionellen Körperbeschwerden ihre auf Fehlverschaltung im Gehirn beruhenden Symptome als vollkommen real erleben. Durch dieses Verständnis ist auch die manchmal durchaus überwertig oder Psychose-nahe Symptomüberzeugung gut nachvollziehbar. Nachdem auch Bewegung auf inneren Modellen beruht, sind auch funktionelle Bewegungsstörungen gut erklärlich und in ihrer Echtheit verstehbar. Ähnliches gilt für Veränderungen immunologischer und hormoneller Prozesse. Wichtig ist zu wissen, dass der Stand der Wissenschaft ist, dass im Sinne eines „Proof-of-Concept" bei einer Reihe funktioneller Körperbeschwerden in Experimenten eine sensomotorische Verarbeitungsstörung gefunden und transdiagnostische Marker gemessen wurden, es aber auch Hinweise gibt, dass die Marker nicht für alle funktionellen Körperbeschwerden transdiagnostisch sind – etwa nicht zwischen funktionellem Schwindel und chronischem Schmerz (Regnath et al., 2023) – und insbesondere große Studien zu Generalisierbarkeit, Sensitivität und Spezifität, die für die Entwicklung diagnostischer Tests nötig sind, noch fehlen.

Auf der Basis des zugrunde liegenden neurowissenschaftlich fundierten Konzept sind jedoch auch die bereits seit dem Beginn des 20. Jahrhunderts bekannten Positivzeichen in der klinischen Untersuchung von Patienten mit funktionellen Körperbeschwerden erklärbar. Eine Übersicht solcher Positivzeichen findet sich z. B. in Daum et al. (2014) und auf einer von Professor Jon Stone über lange Jahre aufgebauten, inzwischen auch auf Deutsch verfügbaren Internetseite zu funktionellen neurologischen Störungen (https://neurosymptoms.org/de_DE/. Zugriff 01.08.2024). Zur Veranschaulichung beschreiben wir in Abb. 2.1 und 2.2 das Hoover-Zeichen (Hoover, 1908), ein Positivzeichen bei Lähmung der Hüftstreckung.

Das rechte Bein ist gelähmt, die Hüftstreckung in der Kraftprüfung („Drücken Sie bitte die Ferse in die Liege", linkes Bild in Abb. 2.1) schwach. Bei Beugung der Hüfte der Gegenseite (rechtes Bild) spüren dann aber Patientin und Untersucherin gute Kraft in der unwillkürlich mitaktivierten Hüftstreckung der funktionell gelähmten rechten Seite. Das Hoover-Zeichen ist positiv.

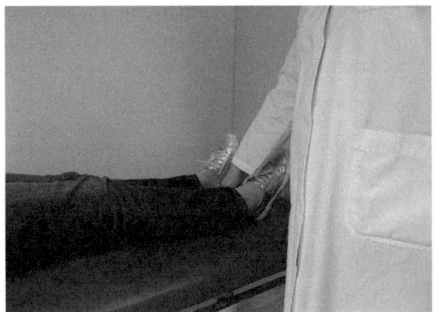 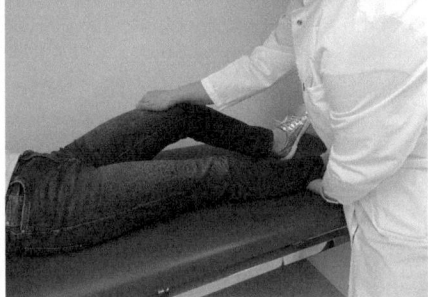

Abb. 2.1 Durchführung des Hoover-Zeichens auf der Liege durch die Behandlerin

Abb. 2.2 Angeleitete Durchführung des Hoover-Zeichens im Sitzen durch die Patientin selbst

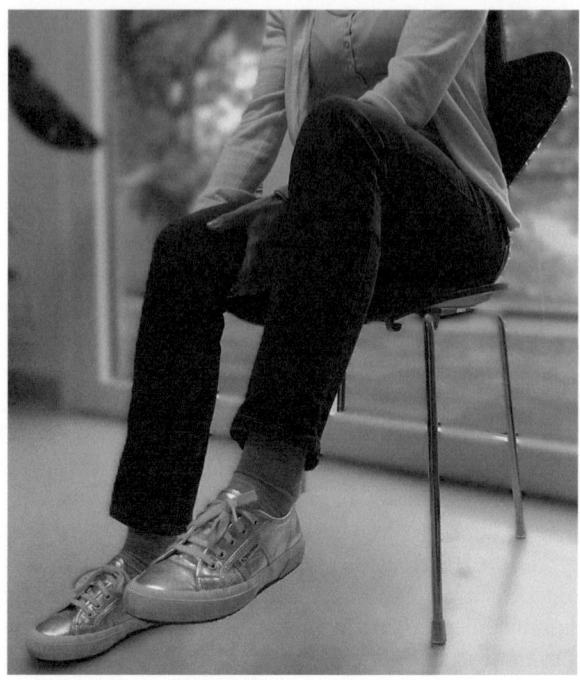

Die Patientin wird angeleitet, die Ferse der gelähmten rechten Seite in den Boden zu drücken (Abb. 2.2). Die so geprüfte Hüftstreckung ist schwach. Zieht die Patientin nun aber, wie im Bild gezeigt, das linke Bein hoch (beugt die Hüfte links), so kann sie die kräftige Mitaktivierung der Muskeln der Hüftstreckung der funktionell gelähmten rechten Seite spüren (auch mit den Händen).

Relevant ist die moderne Haltung hinter diesen Zeichen, die keinesfalls „detektivisch" zur „Überführung" von Patienten gedacht sind (wie etwa der Titel einer der ursprünglichen Veröffentlichungen, Hoover (1908), nahelegen könnte), sondern als Ausdruck der zentralnervösen sensomotorischen Verarbeitungsstörung bei funktionellen Körpersymptomen verstanden werden und zur diagnostischen Einordnung, erlebten Wissensvermittlung zum Krankheitsbild, zum Brückenbau in adäquate Therapie und therapeutisch in der Ermöglichung von willkürlich nicht anzusteuernder Bewegung „positiv" nutzbar gemacht werden können.

2.5 Behandlung

Funktionelle Körperbeschwerden sind behandelbar, auch deswegen ist die oben beschriebene (s. Abschn. 2.1) deutlich verzögerte Stellung von Diagnose (s. Abschn. 2.1) und Behandlungsindikation tragisch. Mit Behandlung ist dabei nicht nur die Therapie der somatischen und psychischen Begleiterkrankungen oder die Veränderung aufrechterhaltender körperlicher, psychologischer und sozialer

Faktoren gemeint, die natürlich eine Besserung der funktionellen Körpersymptome mitbedingen können, sondern auch eine Behandlung der funktionellen Körpersymptome selbst. Es gibt eine S3-Leitlinie (Arbeitsgemeinschaft der Wissenschaftlichen Medizinischen Fachgesellschaften, 2018) und Behandlungsansätze aus unterschiedlichen Therapieschulen – z. B. PISO (Psychodynamisch-Interpersonelle Therapie, Arbeitskreis PISO, 2012) oder ENCERT (Enriching Cognitive Behavior Therapy with Emotion Regulation Training for Patients with Multiple Medically Unexplained Symptoms, Kleinstäuber et al., 2016, 2018) – mit moderaten, oft unterschätzten Therapiestärken. Diese Behandlungsmöglichkeiten sind aber sogar unter Psychotherapeuten und Ärzten, wenn sie nicht auf die Behandlung funktioneller Körperbeschwerden spezialisiert sind, noch wenig bekannt. Sie sollen in diesem Buch anhand von Fallbeispielen aus der Praxis der Behandlung schwerer erkrankter Patienten in einem stationären psychosomatisch-psychotherapeutischen Setting beleuchtet werden. In die Erklärung der Fallbeispiele ist auch eingeflossen, wie wir uns die Wirkweise eines etablierten, auf langjährige praktische Erfahrung in der psychosomatisch-psychotherapeutischen Versorgung basierenden Vorgehens anhand aktueller neurowissenschaftlich-fundierten Erkenntnissen vorstellen.

Wir haben uns für Fallbeschreibungen entschieden, um der raschen Notwendigkeit zur Dissemination bestehender wirksamer Therapien Rechnung zu tragen, auch wenn aktuelle große State-of-the-Art-Therapiestudien noch fehlen.

Theoretischer Hintergrund
- Funktionelle Körperbeschwerden und somatische Belastungsstörung sind häufig, führen zu mindestens so großer Einschränkung wie entsprechende körperliche Erkrankungen, und sind sozio-ökonomisch hochrelevant. Die Versorgung dieser Patientengruppe ist unzureichend.
- Einem aktuellen, neurowissenschaftlich fundierten und experimentell prüfbaren Konzept gemäß beruhen funktionelle Körperbeschwerden auf einer Fehlverarbeitung von Körpersignalen im Gehirn. Dieses Modell erklärt auch gut, warum Patienten funktionelle Körperbeschwerden genauso „echt" erleben wie auf körperlichen Erkrankungen beruhende Beschwerden.
- Es gibt Positivzeichen in der klinischen Untersuchung und – im Sinne einer Untermauerung des zugrunde liegenden neurowissenschaftlich fundierten Konzepts – erste experimentell messbaren Marker bei funktionellen Körperbeschwerden.

Literatur

Arbeitsgemeinschaft der Wissenschaftlichen Medizinischen Fachgesellschaften (AWMF). (2018). *S3-Leitlinie „Funktionelle Körperbeschwerden"*. https://register.awmf.org/de/leitlinien/detail/051-001. Zugegriffen am 01.08.2024.

Arbeitskreis PISO (Hrsg.). (2012). *Somatoforme Störungen: Psychodynamisch Interpersonelle Therapie (PISO)* (Praxis der psychodynamischen Psychotherapie – analytische und tiefenpsychologisch fundierte Psychotherapie, Bd. 2). Hogrefe.

Bogaerts, K., Van Eylen, L., Li, W., Bresseleers, J., Van Diest, I., De Peuter, S., Stans, L., Decramer, M., & Van Den Bergh, O. (2010). Distorted symptom perception in patients with medically unexplained symptoms. *Journal of Abnormal Psychology, 119*(1), 226–234. https://doi.org/10.1037/a0017780

Bundesinstitut für Arzneimittel und Medizinprodukte. https://www.bfarm.de/DE/Kodiersysteme/Klassifikationen/ICD/ICD-11/uebersetzung/_node.html

Carson, A., Stone, J., Hibberd, C., Murray, G., Duncan, R., Coleman, R., Warlow, C., Roberts, R., Pelosi, A., Cavanagh, J., Matthews, K., Goldbeck, R., Hansen, C., & Sharpe, M. (2011). Disability, distress and unemployment in neurology outpatients with symptoms "unexplained by organic disease". *Journal of Neurology, Neurosurgery, and Psychiatry, 82*(7), 810–813. https://doi.org/10.1136/jnnp.2010.220640

Clark, A. (2013). Whatever next? Predictive brains, situated agents, and the future of cognitive science. *Behavioral and Brain Sciences, 36*, 181–204. https://doi.org/10.1017/S0140525X12000477

Daum, C., Hubschmid, M., & Aybek, S. (2014). The value of 'positive' clinical signs for weakness, sensory and gait disorders in conversion disorder: A systematic and narrative review. *Journal of Neurology, Neurosurgery & Psychiatry, 85*, 180–190. https://doi.org/10.1136/jnnp-2012-304607

De Waal, M. W. M., Arnold, I. A., Eekhof, J. A. H., & Van Hemert, A. M. (2004). Somatoform disorders in general practice: Prevalence, functional impairment and comorbidity with anxiety and depressive disorders. *British Journal of Psychiatry, 184*(6), 470–476. https://doi.org/10.1192/bjp.184.6.470

Freyberger, H. J., Dilling, H., & Weltgesundheitsorganisation (Hrsg.). (2019). *Taschenführer zur ICD-10-Klassifikation psychischer Störungen* (9. Aufl.). Hogrefe.

Haller, H., Cramer, H., Lauche, R., & Dobos, G. (2015). Somatoform disorders and medically unexplained symptoms in primary care. *Deutsches Ärzteblatt international*. https://doi.org/10.3238/arztebl.2015.0279

Herzog, A., Shedden-Mora, M., Jordan, P., & Löwe, B. (2018). Duration of untreated illness in patients with somatoform disorders. *Journal of Psychosomatic Research, 107*. https://doi.org/10.1016/j.jpsychores.2018.01.011

Hoover, C. F. (1908). A new sign for the detection of malingering and functional paresis of the lower extremities. *Journal of the American Medical Association, 51*, 746–747.

Kleinstäuber, M., Gottschalk, J., Berking, M., Rau, J., & Rief, W. (2016). Enriching cognitive behavior therapy with emotion regulation training for patients with multiple medically unexplained symptoms (ENCERT): Design and implementation of a multicenter, randomized, active-controlled trial. *Contemporary Clinical Trials, 47*, 54–63. https://doi.org/10.1016/j.cct.2015.12.003

Kleinstäuber, M., Thomas, P., Witthöft, M., & Hiller, W. (2018). *Kognitive Verhaltenstherapie bei medizinisch unerklärten Körperbeschwerden und somatoformen Störungen* (2. Aufl.). Springer.

Lehnen, N., Henningsen, P., Ramaioli, C., & Glasauer, S. (2018). An experimental litmus test of the emerging hypothesis that persistent physical symptoms can be explained as perceptual dysregulation. *Journal of Psychosomatic Research, 114*, 15–17. https://doi.org/10.1016/j.jpsychores.2018.08.007

Lehnen, N., Schröder, L., Henningsen, P., Glasauer, S., & Ramaioli, C. (2019). Deficient head motor control in functional dizziness: Experimental evidence of central sensory-motor dysfunction in persistent physical symptoms. *Progress in Brain Research, 249*, 385–400. https://doi.org/10.1016/bs.pbr.2019.02.006

Meyer, C., Rumpf, H. J., Hapke, U., Dilling, H., & John, U. (2000). Lebenszeitprävalenz psychischer Störungen in der erwachsenen Allgemeinbevölkerung Ergebnisse der TACOS-Studie. *Nervenarzt, 71*, 535–542. https://doi.org/10.1007/s001150050623

Pezzulo, G., Maisto, D., Barca, L., & Van den Bergh, O. (2019). Symptom perception from a predictive processing perspective. *Clinical Psychology in Europe, 1*(4), e35952. https://doi.org/10.32872/cpe.v1i4.35952

Regnath, F., Biersack, K., Jäger, N., Glasauer, S., & Lehnen, N. (2023). Not a general, symptom-unspecific, transdiagnostic marker for functional symptoms: Sensorimotor processing of head control is intact in chronic pain. *Frontiers in Neurology, 14*, 1294702. https://doi.org/10.3389/fneur.2023.1294702

Regnath, F., Biersack, K., Schröder, L., Stainer, M. C., Von Werder, D., Pürner, D., Haslinger, B., & Lehnen, N. (2024). Experimental evidence for a robust, transdiagnostic marker in functional disorders: Erroneous sensorimotor processing in functional dizziness and functional movement disorder. *Journal of Psychosomatic Research, 183*, 111694. https://doi.org/10.1016/j.jpsychores.2024.111694

Rometsch, C., Mansueto, G., Bermpohl, F., Martin, A., & Cosci, F. (2024). Prevalence of functional disorders across Europe: A systematic review and meta-analysis. *European Journal of Epidemiology, 39*, 1–16. https://doi.org/10.1007/s10654-024-01109-5

Schröder, L., Von Werder, D., Ramaioli, C., Wachtler, T., Henningsen, P., Glasauer, S., & Lehnen, N. (2021). Unstable gaze in functional dizziness: A contribution to understanding the pathophysiology of functional disorders. *Frontiers in Neuroscience, 15*, 685590. https://doi.org/10.3389/fnins.2021.685590

Schröder, L., Regnath, F., Glasauer, S., Hackenberg, A., Hente, J., Weilenmann, S., Pohl, D., Von Känel, R., & Lehnen, N. (2022). Altered sensorimotor processing in irritable bowel syndrome: Evidence for a transdiagnostic pathomechanism in functional somatic disorders. *Frontiers in Neuroscience, 16*, 1029126. https://doi.org/10.3389/fnins.2022.1029126

Van Den Houte, M., Bogaerts, K., Van Diest, I., De Bie, J., Persoons, P., Van Oudenhove, L., & Van Den Bergh, O. (2018). Perception of induced dyspnea in fibromyalgia and chronic fatigue syndrome. *Journal of Psychosomatic Research, 106*, 49–55. https://doi.org/10.1016/j.jpsychores.2018.01.007

Wortman, M. S. H., Lokkerbol, J., van der Wouden, J. C., Visser, B., van der Horst, H. E., & Olde Hartman, T. C. (2018). Cost-effectiveness of interventions for medically unexplained symptoms: A systematic review. *PloS One, 13*(10), e0205278. https://doi.org/10.1371/journal.pone.0205278

Fälle 3

3.1 Frau M., Ulrike (w 24)

Frau M., eine 24-jährige Auszubildende in der Altenpflege, stellt sich zur vollstationären psychosomatischen Aufnahme vor. Frau M. gibt an, seit sieben Monaten unter einer ausgeprägten Schwäche beider Beine mit starker Gangunsicherheit zu leiden. Zum Erstgespräch bei der fallverantwortlichen Therapeutin kommt die Patientin mit zwei Unterarmgehstützen. Zunächst seien plötzlicher starker Kopfschmerz, Schwindel, Sehstörungen und Übelkeit aufgetreten. Kollegen hätten den Notarzt informiert, und sie sei stationär in der neurologischen Klinik eines großen Krankenhauses aufgenommen worden. Während des stationären Aufenthaltes seien die initialen Beschwerden deutlich rückläufig gewesen, es hätte sich dann die Symptomatik in den Beinen entwickelt. Frau M. habe zunächst gar nicht mehr laufen können, habe keine Kraft mehr in den Beinen gehabt. Im Krankenhaus sei eine umfassende Diagnostik durchgeführt worden; es habe sich aber kein erklärender Befund ergeben. Zwei Tage vor Beginn der Symptomatik sei eine FSME-Impfung erfolgt. Die Patientin vermutet die Impfung als auslösend für die Beschwerden. Andere körperliche, psychologische oder soziale Belastungsfaktoren werden verneint.

Zum Zeitpunkt der stationären psychosomatischen Aufnahme ist Gehen nur an Krücken über maximal 200 m möglich. Ein affektiver Einbruch infolge der Symptomatik wird verneint. Im Kontakt zeigt sich die Patientin häufig lächelnd, was in Anbetracht der Schwere der körperlichen Einschränkungen nicht passend wirkt.

In folgenden Abschnitten begegnen Sie der Patientin in ihrer Therapie:
Abschn. 5.2, 5.3, 5.4, 5.5, 5.6

3.2 Herr R., Xander (m 25)

Der 25-jährige gelernte Fachmann für Lagerlogistik, der aktuell in einem großen Sportfachgeschäft angestellt ist, stellt sich zur ersten vollstationären psychosomatischen Aufnahme vor.

Herr R. leide seit etwa drei Jahren unter einem Schwankschwindel mit Gangunsicherheit. Daneben bemerke er mehrmals täglich Muskelzuckungen in Armen und Beinen, was ihn sehr verunsichere. Die Symptomatik sei umfassend eingeordnet, ohne organpathologisches Korrelat. Immer wieder suche er Fachärzte auf, jedoch ohne für ihn befriedigendes Ergebnis. Die Psychosomatik sei „seine letzte Chance".

Die Symptomatik habe sich in den letzten Monaten zunehmend verstärkt und zu vermehrten sozialen Einschränkungen wie Arbeitsunfähigkeit und sozialem Rückzug geführt. Zuletzt habe sich Herr R. kaum mehr getraut, die Wohnung zu verlassen, habe auch keinen Sport mehr gemacht (früher habe ihm Outdoor-Sport viel Freude bereitet). Er habe stets Angst zu stürzen, was bislang jedoch noch nicht vorgekommen sei. Neben den genannten Beschwerden berichtet Herr R. ausgeprägte Schlafstörungen mit einer Tag-Nacht-Umkehr und starken Appetitverlust mit Gewichtsabnahme (-10 kg im letzten Jahr), was zudem eine Ablehnung gegenüber dem eigenen äußeren Erscheinungsbild mit sich bringe. Die Stimmung sei meist niedergeschlagen.

Seit der Jugend konsumiere Herr R. immer wieder Cannabis in Form von Joints. Früher sei dies ausschließlich am Wochenende in Gesellschaft vorgekommen. Seit etwa zwei Jahren konsumiere Herr R. jedoch auch alleine. Derzeit rauche er fast täglich 1–2 Joints (ca. 0,5 g/Tag), da dies eine deutliche Verbesserung in Bezug auf die Muskelzuckungen bringe und auch die Gangunsicherheit unter Cannabis-Einfluss etwas gebessert sei.

Herr R. lebe im Haushalt mit der Mutter und der jüngeren Schwester (-4 J.). Darüber hinaus gäbe es wenige soziale Kontakte. Herr R. beschreibt Erfahrungen emotionaler Vernachlässigung in der Kindheit. Es bestehe ein angeborener Mitralklappenprolaps, der jedoch keiner Therapie bedürfe, lediglich kardiologischer Kontrollen.

Die Schwester des Patienten leide an einer ausgeprägten Angststörung und selbstverletzendem Verhalten. Ihre Erkrankung nehme in der Familie viel Raum ein.

Herr R.s Hausarzt habe die psychosomatische Behandlung sehr empfohlen, und so sei er der Empfehlung gefolgt. Herr R. selbst könne sich nicht vorstellen, dass seine starken Körperbeschwerden auch anders als durch schwere körperliche Erkrankung bedingt sein könnten. Den angebotenen Therapien gegenüber zeigt er sich demzufolge kritisch und zweifelnd.

In folgenden Abschnitten begegnen Sie dem Patienten in seiner Therapie:
Abschn. 5.1, 5.2, 5.5, 5.6

3.3 Frau D., Christiane (w 56)

Die 52-jährige in Teilzeit angestellte Logopädin stellt sich zur wiederholten stationären Aufnahme vor.

Nach einem hartnäckigen, über Wochen andauernden grippalen Infekt vor vier Wochen sei es zu anhaltenden Körperbeschwerden mit Kribbeln in den Armen und Beinen und wandernden Muskel- sowie Kopfschmerzen gekommen. Die Körperbeschwerden würden immer wieder verstärkt von depressiven Einbrüchen. Sie fühle sich dann „wie ein rohes Ei", verletzlich, innerlich unruhig, getrieben, bei gleichzeitiger starker Antriebs- und Lustlosigkeit. Ausgeprägte Durchschlafstörungen verstärkten das Gefühl, dass eine Entspannung und Erholung des Körpers derzeit unmöglich seien.

Auslösend für eine aktuelle depressive Episode seien eine Überforderungssituation durch Pflege des mit im Haushalt lebenden Schwiegervaters sowie erhöhte berufliche Anforderungen durch einen Leitungswechsel in der logopädischen Praxis, in welcher Frau D. seit acht Jahren tätig sei. Seit der Krankschreibung und damit Herausnahme aus der beruflichen Überforderung gehe es etwas besser. Sie mache sich Sorgen darum, wie eine Rückkehr an den alten Arbeitsplatz möglich sein könnte.

Zudem seien die familiäre Situation mit zwei pubertierenden Töchtern (16 und 13 Jahre alt) sowie anhaltende Ehekonflikte (der Partner sei ein „Workaholic") chronisch herausfordernd und ließen wenig Raum für eigene Interessen.

Eine erste depressive Episode habe Frau D. nach der Geburt des zweiten Kindes erlebt. Seither seien wiederholt depressive Phasen aufgetreten, weshalb verschiedene Antidepressiva versucht worden seien, jedoch mit mäßigem Erfolg. Es seien in den letzten Jahren mehrere psychiatrische und psychosomatische stationäre Therapieversuche erfolgt. Frau D. erlebe sich selbst aufgrund ihrer Beschwerden defizitär und habe Schuldgefühle, vor allem ihren Kindern gegenüber.

In folgenden Abschnitten begegnen Sie der Patientin in ihrer Therapie:
Abschn. 5.2, 5.3, 5.4, 5.5, 5.6

3.4 Frau Q., Xia (w 33)

Die 33-jährige Bürokauffrau bei einem Automobilhändler stellt sich auf Anraten ihrer ambulanten Psychotherapeutin zur ersten stationären psychosomatischen Behandlung vor.

Frau Q. leide unter Verdauungsbeschwerden in Form von Durchfällen und Verstopfung im Wechsel, was unter anderem mit starken Oberbauchschmerzen und Ängsten vor der Nahrungsaufnahme einhergehe. Die Beschwerden würden im Grunde in leichter Form seit der Kindheit immer wieder auftreten, seien aber in den letzten neun Monaten deutlich exazerbiert. Die Patientin ernähre sich nun seit einigen Monaten sehr restriktiv, verzichte auf viele potenziell symptomverursachende Inhaltsstoffe wie Histamin, Gluten und Rohkost. Frau Q. habe im letzten Jahr viel Gewicht verloren (Gewicht und Größe ergeben einen BMI von 17,3 kg/m^2).

Die Themen Essen und Gewicht hätten in der Herkunftsfamilie durch die Stiefmutter (Patientin vermutet eine unbehandelte Anorexie), aber auch in Form von Kommentaren durch den Vater immer eine Rolle gespielt.

Neben den genannten Körperbeschwerden leide Frau Q. an einer rezidivierenden depressiven Störung und einer Traumatisierung, die wir in Form einer komplexen posttraumatischen Belastungsstörung verstehen (wiederholte körperliche und psychische Gewalt sowie Erfahrungen emotionaler Vernachlässigung durch Stiefmutter in Kindheit und Jugend). Im Rahmen dessen würden auch immer wieder suizidale Krisen auftreten. Ein Suizidversuch durch Eröffnen der Pulsadern habe im Alter von 19 Jahren unter Alkoholeinfluss stattgefunden.

Von der stationären Therapie erhoffe sie sich, endlich wieder arbeitsfähig zu sein und unbeschwert am Leben teilnehmen zu können.

In folgenden Abschnitten begegnen Sie der Patientin in ihrer Therapie:
Abschn. 5.1, 5.3, 5.5, 5.6

3.5 Herr Y., Vinzent (m 29)

Der 29-jährige Berater in einer großen Versicherung (Führungsposition) stellt sich aufgrund belastender Verdauungsbeschwerden in Form von Verstopfung im Wechsel mit Durchfällen mehrfach am Tag und starken Schmerzen im Bereich des Oberbauches vor. Die Beschwerden würden seit etwa vier bis fünf Jahren bestehen, hätten sich jedoch im letzten Jahr zunehmend verstärkt. Herr Y. fühle sich dadurch deutlich eingeschränkt. Aufgrund der Schmerzen hätte er viele Fehltage in der Arbeit. Private Aktivitäten seien dadurch bestimmt, ob ein Aufsuchen einer Toilette rasch möglich sei, was viele Unternehmungen in den letzten Monaten unmöglich erscheinen ließ.

Als ursächlich vermutet Herr Y. eine Glutenunverträglichkeit. Die medizinische Diagnostik habe das nicht bestätigen können. Auch Auslassversuche seien bislang nicht erfolgreich gewesen. An Belastungsfaktoren in den letzten Jahren benennt Herr Y. den Tod des Stiefvaters nach langer Tumorerkrankung sowie den Jobverlust der Partnerin, was mit vorübergehenden finanziellen Engpässen verbunden gewesen sei.

Herr Y. gibt in der Anamnese zudem an, derzeit viele Konflikte im Umfeld zu erleben. So sei es am Arbeitsplatz zu einem Zerwürfnis mit dem Vorgesetzten gekommen, weswegen Herr Y. über einen Jobwechsel nachdenke. Die Beziehung zur Partnerin sei ebenfalls konflikthaft. Er fühle sich hier oft unverstanden und wolle sich eigentlich trennen, habe aber aufgrund der körperlichen Beschwerden dafür aktuell keine Kraft.

Während des Aufnahmegespräches wirkt Herr Y. häufig herablassend im Kontakt und zeigt sich kritisch bzgl. des Behandlungsvertrages und der Stationsregeln.

In folgenden Abschnitten begegnen Sie dem Patienten in seiner Therapie:
Abschn. 5.1, 5.4, 5.5, 5.7

3.6 Frau D., Lieselotte (w 83)

Die 83-jährige pensionierte Lehrerin (Deutsch und Geschichte) stellt sich auf Empfehlung des behandelnden Onkologen im Hause vor. Frau D. sei an einem Kolonkarzinom erkrankt (Erstdiagnose vor neun Jahren) und breche zunehmend depressiv ein. Frau D. sei kinderlos, der Lebensgefährte sei vor sieben Jahren überraschend an einem Herzinfarkt verstorben. Frau D. lebe zurückgezogen in einer Wohnung in einer Großstadt, Sozialkontakte neben einer engen Freundin und dem Bruder (+3 Jahre; 150 km entfernt lebend) gäbe es kaum.

Infolge einer schweren Grippe im letzten Jahr habe Frau D. zudem Körperbeschwerden in Form von Erschöpfung, Kraftlosigkeit und damit zusammenhängend Schwindelgefühlen sowie episodisch auftretender Übelkeit (Gewichtsverlust −6 kg im letzten Jahr) entwickelt. Die somatischen Befunde verschiedener Fachdisziplinen erklären das Ausmaß der Beschwerden nicht hinreichend.

Die Stimmung sei an den meisten Tagen deutlich niedergeschlagen. Gefühle von Sinnlosigkeit mit Fantasien über einen assistierten Suizid und Abbruch der Krebstherapie seien zunehmend drängender. Frau D. liege derzeit viel im Bett, eine Tagesstruktur sei kaum mehr vorhanden, der Nachtschlaf beeinträchtigt.

Im jungen Erwachsenenalter habe sie bereits eine ambulante Psychotherapie über ca. zwei Jahre in Anspruch genommen. Damals habe sie unter einem Konflikt mit den Eltern im Rahmen des Ablösungsprozesses und Schwierigkeiten in der Berufsfindung gelitten.

In folgenden Abschnitten begegnen Sie der Patientin in ihrer Therapie:
Abschn. 5.2, 5.5, 5.7

Prototypischer therapeutischer Prozess 4

Die hier gewählte Beschreibung des diagnostisch-therapeutischen prototypischen Prozesses erinnert an das 7-Phasen-Modell von Kanfer (2012). Das mag daran liegen, dass der Selbstmanagement-Ansatz nach Kanfer eine therapeutische Haltung beinhaltet, die wir besonders bei der hier besprochenen Patientengruppe für sinnvoll und hilfreich erachten. Insbesondere der Fokus auf Aufbau von Selbstwirksamkeit und -steuerungskompetenzen, die Auseinandersetzung mit Zielen und Motiven sowie eine pragmatische Vorgehensweise vor dem Hintergrund eines humanistischen Menschenbildes ist auch auf unser Vorgehen übertragbar.

Uns geht es hier gar nicht um die Vorstellung eines weiteren Stufenmodells, sondern primär um ein Gerüst, anhand dessen wir häufig auftretende Herausforderungen in der Therapie mit Patienten mit funktionellen Körperbeschwerden aufzeigen wollen.

Wir halten es insbesondere in der interdisziplinären Arbeit einer psychotherapeutisch behandelnden Station für essenziell, bei der Flut an berichteten Symptomen, Problemen und Aufgaben einer gemeinsamen inneren Struktur zu folgen, um sich sowohl als Therapeut nicht in der Überforderung zu verlieren als auch unseren Patienten durch klare Abläufe Halt und Sicherheit zu geben. Dabei möchten wir bereits an dieser Stelle darauf hinweisen, dass ein paralleles Mitdenken und Mitbehandeln von psychischen und körperlichen komorbiden Störungen in allen Phasen unbedingt stattfinden sollte. In der Priorisierung der Behandlung verschiedener Symptome vertreten wir den Ansatz: Das am meisten schädigende Verhalten hat Vorrang! (Zum Beispiel Abbau von selbstverletzendem Verhalten vor unmittelbarer Arbeit am funktionellen Schwindel oder Reduktion von Essanfällen vor Klärung der beruflichen Perspektive).

Einen Überblick über prototypische Phasen im therapeutischen Prozess funktioneller Körperbeschwerden zeigt Abb. 4.1.

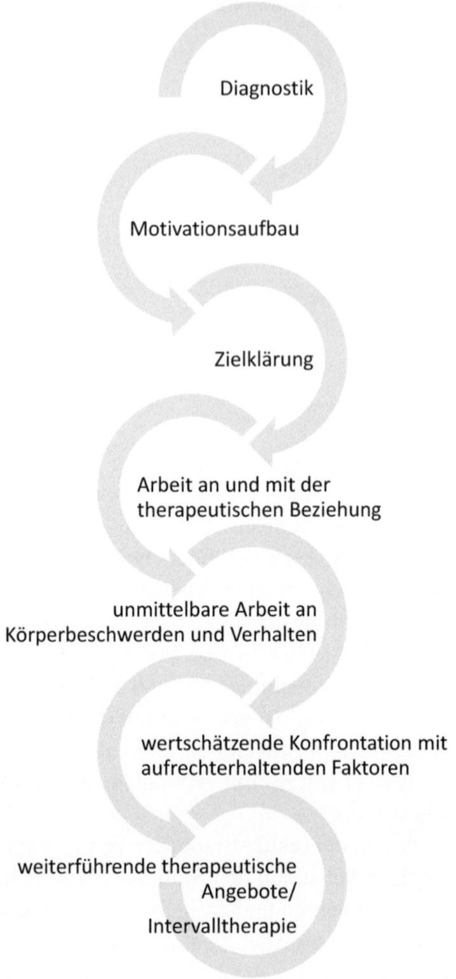

Abb. 4.1 Prototypischer therapeutischer Prozess in der stationär-psychosomatischen Behandlung von Patienten mit funktionellen Körperbeschwerden

Diagnostik

Motivationsaufbau

Zielklärung

Arbeit an und mit der therapeutischen Beziehung

unmittelbare Arbeit an Körperbeschwerden und Verhalten

wertschätzende Konfrontation mit aufrechterhaltenden Faktoren

weiterführende therapeutische Angebote/ Intervalltherapie

4.1 Diagnostik und Diagnosemitteilung

Zum Zeitpunkt des Erscheinens dieses Buches ist für die Abrechnung der Krankenbehandlung in Deutschland noch das Diagnosesystem der WHO in der zehnten Fassung (ICD-10-GM; Freyberger et al., 2019) relevant, wenngleich die elfte Auflage bereits verabschiedet ist und zumindest eine Entwurfsfassung in deutscher Übersetzung auf der Seite des Bundesministeriums für Arzneimittel und Medizinprodukte vorliegt (Bundesinstitut für Arzneimittel und Medizinprudukte. https://www.bfarm.de/DE/Kodiersysteme/Klassifikationen/ICD/ICD-11/uebersetzung/_node.html. Zugriff 01.08.2024).

In der ICD-10 sind zentrale Kriterien für die Somatisierungsstörung, dass Patienten „mehrfach (drei- oder mehrmals) um Konsultationen oder Zusatzuntersuchungen in der Primärversorgung oder beim Spezialisten nachsuchen" sowie die „hartnäckige Weigerung, die medizinische Feststellung zu akzeptieren, dass keine ausreichende körperliche Ursache für die körperlichen Symptome vorliegt" (ICD-10-GM). In der elften Fassung ist Voraussetzung für die Erfüllung der Kriterien einer somatischen Belastungsstörung das „Vorhandensein von körperlichen Symptomen, die für die Person belastend sind und worauf eine übermäßige Aufmerksamkeit gerichtet wird, was sich in wiederholten Kontakten mit Gesundheitsdienstleistern äußern kann" (ICD-11, deutsche Entwurfsfassung).

Somit ist der Regelfall, dass sich Patienten mit einem Stapel von Vorbefunden, meist verschiedener Fachrichtungen, vorstellen und eine starke Verunsicherung durch vorangegangene Arztkontakte vorliegt.

Somatische Einordnung

Eine gründliche klinische Anamneseerhebung und Untersuchung sind essenziell, auch um Veränderungen im körperlichen Befund im Verlauf gut einordnen zu können. Eine sorgfältige Sichtung der vorliegenden Befunde sowie ggf. Durchführung von noch ausstehender Diagnostik stellen erste wichtige Bausteine in der Behandlung dar. Somatische Befunde, wenngleich nicht ausreichend die Körperbeschwerden erklärend, sind bei Patienten mit funktionellen Körperbeschwerden eher die Regel als die Ausnahme. Es ist essenziell, diese somatischen Befunde zu erheben, mit Patienten zu besprechen und, wenn indiziert, lege artis zu behandeln. So können Patienten zum einen körperliche Befunde adäquat einordnen und ihre Bedeutung verstehen und erleben zum anderen eine therapeutische Beziehung auf Augenhöhe. Nicht zuletzt ist die somatische diagnostische Einordnung ein unverzichtbarer Teil des Nachkommens der medizinisch-therapeutischen Sorgfaltspflicht, auch von nicht ärztlichen Psychotherapeuten (s. z. B. § 5 Musterberufsordnung der Bundespsychotherapeutenkammer). Wie in Kap. 2 beschrieben, gehen wir nach derzeitigem Forschungsstand von einer engen, untrennbaren Verzahnung körperlicher, psychischer und sozialer Prozesse aus, aus der im Verlauf des Lebens funktionelle Körperbeschwerden als Verarbeitungsstörung von Körpersignalen im Gehirn entstehen. Körperfehlfunktionen können funktionelle Körperbeschwerden aufrechterhalten. Auch deshalb ist eine lege artis durchgeführte diagnostische Einordnung und Behandlung der Körperfehlfunktionen essenziell. Zudem sollen Folgeschäden, beispielsweise Abbauprozesse durch lange Schonung oder Ausweichbewegungen, erkannt und behandelt werden. Nicht indizierte Untersuchungen oder gar Behandlungen sollen nicht durchgeführt werden. Das lässt sich leichter und glaubhafter dem Patienten vermitteln, wenn umgekehrt indizierte Untersuchungen und Behandlungen durchgeführt werden.

Leitliniengemäß ist eine bio-psycho-soziale Paralleldiagnostik (und -therapie) bei Patienten mit funktionellen Körperbeschwerden anzustreben. Praktisch ist es sinnvoll, vor Beginn einer psychosomatischen/psychotherapeutischen Behandlung zentrale Untersuchungen (z. B. eine Hirn-Kernspintomografie bei funktioneller Lähmung) abzuschließen. Das erhöht die Chancen für Patienten, sich besser auf die psychotherapeutische Arbeit einlassen zu können.

Nicht selten treten im Verlauf der psychosomatisch-psychotherapeutischen Behandlung neue Körperbeschwerden auf, die bei Patienten wiederum zu großen Ängsten führen. Hier ist zielführend, rasch eine Einordnung zu erlangen, ob und welche weitere Diagnostik indiziert ist, und dies mit dem Patienten zu besprechen. Parallel sollen mögliche Stressoren und Auslöser erfragt werden. Grundsätzlich gilt und sollte mit Patienten besprochen werden, dass vom Vorliegen eines plausiblen psychischen Modells, z. B. zugrunde liegende Ängste oder mangelnde psychologische Coping-Strategien, nicht auf das Fehlen einer somatischen Ursache geschlossen werden kann, und vice versa.

Positivzeichen

Positivzeichen sind zur Ergänzung der diagnostischen Einordnung funktioneller Körperbeschwerden, als Grundlage der Aufklärung der Patienten über ihre Erkrankung und im therapeutischen Prozess nützlich. Eine Erklärung, was unter Positivzeichen zu verstehen ist und wie sie untersucht werden können, findet sich in Kap. 2. Es macht Sinn, einen Status früh im therapeutischen Prozess zu erheben. Die Zeichen sind (falls Ihnen etwa als psychologische Psychotherapeuten diese Form von Patientenkontakt ungewohnt oder befremdlich erscheint, zumal körperliche Berührungen unüblich sind) unter Ihrer Anleitung auch gut durch die Patienten selbst erhebbar. So kann z. B. das Hoover-Zeichen im Sitzen ohne Körperkontakt zwischen Patient und Therapeut durchgeführt werden, indem der Therapeut den Patienten anleitet, selbst eine Hand unter das gelähmte Bein zu legen und die muskuläre Kraft bei Anheben des anderen Beines zu tasten (Abb. 2.2).

Psychopathologischer Befund und Anamnese

Die S3-Leitlinie „Funktionelle Körperbeschwerden" (AWMF, Stand 18.07.2018, derzeit in Überarbeitung) empfiehlt ein „gezieltes Nachfragen" und schlägt im Rahmen der „erweiterten Anamnese" die in Abb. 4.2 aufgeführten Aspekte zur Exploration vor.

Ein ganz genaues Erfragen dessen, was der Patient bei Verwendung bestimmter Begriffe meint, ist aus verschiedenen Gründen wichtig: Oftmals verstehen Patienten und Behandler unterschiedliche Dinge unter Wörtern wie „Schmerz" oder „Anspannung". Manchmal werden medizinische Begriffe auch verwendet, um mit schamhaften Gefühlen umzugehen (z. B. „Inkontinenz" als Wort für als peinlich erlebte Windabgänge). Ein gezieltes Nachfragen hilft der diagnostischen Einordnung und entspricht einem wirklichen Ernstnehmen der Beschwerden.

4.1 Diagnostik und Diagnosemitteilung

Leitbeschwerden	z.B. aktuelle (Körper-) Beschwerden, erstes Auftreten, Verlauf, Annahme bzgl. der Beschwerdeursache, beschwerdebedingte Veränderungen des Tagesablaufs bzw. der Leistungsfähigkeit
Weitere Beschwerden	z.b. weitere körperliche und seelische Beschwerden, Begleiterkrankungen, Suizidalität, Sucht, Entwicklungsauffälligkeiten, Familienanamnese
Potentiell problematische Denk-/Verhaltensweisen	z.b. allgemeine Gesundheitsängste, katastrophisierende Gedanken, ängstliche Beobachtung des eigenen Körpers (Checking Behavior), Schon- und Vermeidungsverhalten, dysfunktionale Inanspruchnahme des Gesundheitssystems
Psychosozialer Beschwerdekontext	z.b. private oder berufliche Konflikte, Wohnsituation, finanzielle Sorgen, laufende Gerichtsverfahren, Rentenbegehren, einschneidende Lebensereignisse bzw. Traumata
Ressourcen	z.B. in welchen Situationen kann die Patientin ihre Beschwerden mal ganz vergessen? Worauf kann der Patient (in seiner Lebensleistung) stolz sein? Was sind bewährte oder mögliche neue Quellen der Kraft, Freude, Entspannung?

Abb. 4.2 Empfehlungen der S3-Leitlinie zur erweiterten Anamnese

Zudem wollen wir die obige Auflistung gerne um den Aspekt der „Körperbiografie" ergänzen. Der aktuelle Stand der Neurowissenschaften legt nahe, dass unsere Vorerfahrungen im Körpererleben unsere inneren Erwartungen und unser internes Modell maßgeblich beeinflussen und so grundlegend für Wahrnehmen/Erleben und Bewegen/Verhalten (und damit auch für Körperbeschwerden) sind. Aus diesem Grund geben Angaben zu Vorerkrankungen, der Rolle des eigenen Körpers (z. B. Leistungssport in der Jugend), aber auch zu beobachteter Krankheit (z. B. Erkrankungen von Familienmitgliedern, Medienberichte) Hinweise auf die individuelle Entstehung und Aufrechterhaltung und bieten Ansätze für die Behandlungsplanung.

Darüber hinaus gilt in der Diagnostik von Patienten mit funktionellen Körperbeschwerden, ebenso wie bei allen anderen psychischen Erkrankungen auch, die Erhebung eines psychopathologischen Befundes nach dem System der Arbeitsgemeinschaft für Methodik und Dokumentation in der Psychiatrie (AMDP, 2018) als Goldstandard.

Zusätzlich kann eine Fragebogendiagnostik wichtige Hinweise auf den Schweregrad der Störung liefern und körperliche Untersuchung und Anamnese sinnvoll ergänzen. Häufig zur Anwendung kommen dabei beispielsweise der Patient Health Questionnaire 15 (PHQ-15, Gräfe et al., 2004), oder die Somatic Symptom Scale-8 (SSS-8, Gierk et al., 2014). Beide genannten Fragebögen sind aufgrund ihrer geringen Item-Anzahl für Patienten in der Bearbeitung wenig aufwendig. Eine gute Ergänzung zur klinischen Diagnosestellung der somatischen Belastungsstörung stellt auch eine Kombination aus PHQ-15 und SSD-12 (Somatic Symptom Disorder – B Criteria Scale, Toussaint et al., 2016) dar. Beide sind frei verfügbar.

Diagnostik von psychischen Komorbiditäten

Aus Untersuchungen ist bekannt, dass Patienten mit funktionellen Körperbeschwerden häufig unter mehreren psychischen Komorbiditäten leiden. Am häufigsten sind die Körperbeschwerden von Angststörungen und Depression begleitet (Henningsen et al., 2003; Löwe et al., 2008). Aber auch Traumafolge- und Persönlichkeitsstörungen (Bass & Murphy 1995; Roelofs & Spinhoven, 2007; Rost et al., 1992; Weinreich Petersen et al., 2022) treten oft zusammen mit den Körperbeschwerden auf. Im Sinne eines Halo-Effektes werden diese komorbiden Beschwerden manchmal von den eindrucksvollen Körpersymptomen (man denke z. B. an ausgeprägte Gangstörungen) überschattet und übersehen. Auch die Abgrenzung zwischen psychotischen und somatoformen Symptomen kann manchmal gar nicht so klar sein. Grob kann man festhalten, dass sich somatoforme Beschwerden von psychotischen Symptomen durch den Grad des Realitätsbezuges und die (zumindest zeitweise) Fähigkeit zur Auslenkung der Symptomüberzeugung unterscheiden. Für die Behandlung und Prognose funktioneller Körperbeschwerden stellen das Erkennen und Adressieren komorbider psychischer Erkrankungen oft einen entscheidenden Faktor dar.

Diagnose vermitteln

Ist der diagnostische Prozess abgeschlossen, ist es selbstverständlich notwendig, unseren Patienten die gestellten Diagnosen mitzuteilen und zu erklären. Bei der Vermittlung ist uns wichtig, die Patienten über den aktuellen Forschungsstand in einfachen Worten zu informieren und sie mit ihren Beschwerden ernst zu nehmen. Vielfach haben diese Patienten von Ärzten Aussagen gehört wie: „Sie haben nichts!". Da sollten Sie Ihre Patienten abholen und erklären, dass sie durchaus „etwas haben", wofür es auch medizinische Begriffe gibt, an dem wir forschen und das man behandeln kann. Es hat sich als hilfreich erwiesen, Fachbegriffe wie „funktionell" oder „somatische Belastungsstörung" frühzeitig einzuführen und zu erklären. Ein vages Umschreiben signalisiert Unsicherheit auf Seiten der Behandler, führt zu Verunsicherung im Patienten und widerspricht einer Behandlung auf Augenhöhe.

In Abschn. 5.1 finden Sie Anregungen, wie Sie die Diagnose und das aktuelle Störungsmodell hinter funktionellen Beschwerden patientengerecht erklären können, welche sprachlichen Aspekte relevant sind und wie eine sensible Vermittlung komorbider Störungen (z. B. Persönlichkeitsstörungen) gelingen kann.

> **Diagnostik von funktionellen Körperbeschwerden**
> - Sorgfältige Anamneseerhebung mit Psychopathologischem Befund und vertiefter Exploration
> - Sorgfältige körperliche Untersuchung unter Einbeziehung von Positivzeichen (z. B. Hoover-Zeichen)
> - Sorgfältige somatische Einordnung – auch im Verlauf – und Sichtung von Vorbefunden
> - Ggf. ausstehende Untersuchungen zur Diagnostik der psychosomatisch-psychotherapeutischen Behandlung vorschalten
> - Neu auftretende Symptome sinnvoll einordnen, wenn indiziert – und nur dann – auch mit entsprechender somatischer Diagnostik
> - Erhebung einer „Körperbiografie"
> - Einsatz von Fragebögen (z. B. PHQ-15, SSS-8, SSD-12)
> - Diagnostik von Komorbiditäten
> - Diagnosevermittlung auf Augenhöhe mit Einführen von relevanten Fachbegriffen

4.2 Motivationsaufbau zur psychosomatisch-psychotherapeutischen Behandlung

Viele Patienten, die sich mit einer funktionellen Störung für eine psychosomatisch-psychotherapeutische Behandlung entscheiden, bezeichnen diesen Schritt als „letzten Strohhalm" nach zahlreichen vorausgegangenen Facharztbesuchen. Weil „keiner was gefunden" hat, muss es wohl „psychosomatisch" sein. Eine Vorstellung davon, wie eine psychosomatisch-psychotherapeutische Behandlung aussehen könnte, haben viele Patienten zu Beginn der Behandlung nicht. Zudem kursieren noch immer oft medial geprägte, düstere Vorurteile über die (unübersichtliche) Welt der Psychiatrie, psychosomatischen Medizin und Psychotherapie. Wir hoffen, dass sich dies durch Öffentlichkeitsarbeit in den nächsten Jahren verändern wird und durch breitere Wissensvermittlung Vorurteile abgebaut werden können. Bis dahin ist es unsere Aufgabe als Behandler, Patienten zu informieren und zur geeigneten Therapie zu motivieren. Die Therapie- oder gar Veränderungsmotivation ist gerade zu Beginn der Behandlung ein Thema, dem man unbedingt im Zuge des therapeutischen Beziehungsaufbaus Zeit schenken sollte. Wir wissen aus der Forschung, dass die Therapiemotivation einen wichtigen Prädiktor für den Therapieerfolg darstellt und von Behandlern positiv beeinflusst werden kann (Seewald & Rief, 2024; Timmer et al., 2006). Die Vermittlung eines gemeinsamen Symptomverständnisses zwischen Patient und Behandler spielt dabei eine wichtige Rolle (Stortenbeker et al., 2020).

Therapiemotivation

Eine niedrige Therapiemotivation sollte keinesfalls als unveränderbar und gegeben hingenommen werden. Wir sehen es unbedingt als Aufgabe des Behandlers an, Therapiemotivation zu wecken und systematisch zu fördern. Eines der bekanntesten Modelle zur Beschreibung von Therapiemotivation ist sicherlich das transtheoretische Modell von Prochaska und DiClemente (1983; s. Abb. 4.3), welches zunächst für den Suchtbereich einwickelt wurde. Es lässt sich aus unserer Sicht auch gut auf die Therapie von funktionellen Körperbeschwerden anwenden.

Hierbei werden fünf Stadien beschrieben, in denen sich Patienten auf dem Weg hin zu einer stabilen Verhaltensänderung befinden können. Unserer Erfahrung nach befinden sich Patienten mit funktionellen Körperbeschwerden bei Beginn der ersten psychosomatisch-psychotherapeutischen Behandlung häufig zwischen Präkontemplation und Kontemplation: Manchmal gibt es bereits ein Bewusstsein für problematisches Verhalten (z. B. starke Schonung), manchmal auch schon eine erste Absicht, etwas zu verändern. Meist ist jedoch die Unsicherheit hoch, wie eine hilfreiche Form der Verhaltensänderung aussehen könnte, verbunden mit der Angst, die Beschwerden beispielsweise durch Abbau von Schonverhalten nur noch zu verschlimmern oder den Körper damit sogar unwiederbringlich zu schädigen. Aus diesem Grund braucht es nach unserer Erfahrung eine gute Aufklärung über das Wesen und die Behandlung funktioneller Körperbeschwerden sowie die Vermittlung eines schlüssigen Behandlungskonzeptes, das den aktuellen Stand der Wissenschaft abbildet.

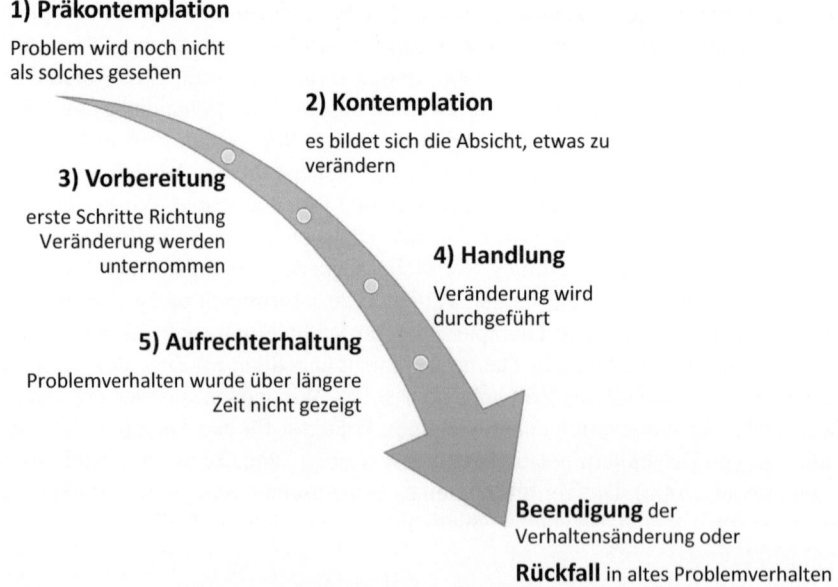

Abb. 4.3 Phasen der Therapiemotivation in Anlehnung an Prochaska und DiClemente (1983)

Krankheitsverständnis und nachvollziehbares Behandlungskonzept

Über den aktuellen Stand der Wissenschaft zur Entstehung funktioneller Köperbeschwerden haben wir Sie bereits in Kap. 2 informiert. Dennoch wollen wir an dieser Stelle nochmals ein Konzept vorstellen, wie diese wissenschaftlichen Befunde Patienten in kurzer und verständlicher Form nähergebracht werden können.

Ein erster wichtiger Schritt ist aus unserer Sicht der Abbau von Vorurteilen. Hier ist es hilfreich, Patienten in Kürze über die Experimente zu informieren, welche messbare Marker für das Vorliegen funktioneller Störungen zeigen (s. Kap. 2). Die Botschaft ist hierbei: Funktionelle Körperbeschwerden sind das Ergebnis einer nachweisbaren fehlerhaften Informationsverarbeitung im Gehirn, welche dem Bewusstsein nicht zugänglich und damit nicht vollständig bewusst beeinflussbar (oder gar vortäuschbar) ist. Aus der Altersforschung ist außerdem bekannt, dass Veränderung von automatisiert ablaufenden Prozessen noch bis ins hohe Alter möglich ist (Heuninckx et al., 2008). Hierfür nützlich sind insbesondere korrigierende (Körper-)Erfahrungen, etwa durch praktisches Üben.

Zur aktiven Therapieteilnahme motivieren

Ein zentraler Schritt in der Behandlung ist es, Passivität in Patienten abzubauen und diese zu aktiven Körpererfahrungen zu motivieren. Ein wichtiger Aspekt in der Behandlung von funktionellen Körperbeschwerden ist, die eingeschränkten Funktionen wieder in ihrer „gesunden" Weise zu erleben (beispielsweise Bewegung unter Ablenkung) und dem Gehirn so zu ermöglichen, interne Modelle zu verändern. In Abschn. 4.1 zur Diagnostik beschreiben wir die Bedeutung von Positivzeichen in der Eingangsuntersuchung. Diese können auch therapeutisch zum Ermöglichen von z. B. Bewegung funktionell gelähmter Arme oder Beine genutzt werden. Wie bei jedem Lernprozess bedarf es dann zur Änderung des inneren Modells einer ausreichend großen Zahl an Wiederholungen, um einen nachhaltigen Effekt zu erzielen. Dies ist ohne ausreichende Motivation des Patienten zur aktiven Therapieteilnahme unmöglich. Umso wichtiger ist es, diese Zusammenhänge zu erklären und Ängste vor Überforderung abzubauen.

Wir empfehlen daher, Sorgen und irrationale Befürchtungen (z. B. Patientin mit chronischer Erschöpfung: „Wenn ich zu viel mache, zerstöre ich mein Nervensystem und ich bin für immer ein Pflegefall!") in Form von sokratischer Gesprächsführung kritisch zu hinterfragen und Patienten zu Verhaltensexperimenten im Sinne einer Realitätsprüfung zu motivieren.

Natürlich kann es auch ein „zu viel" an Aktivität geben. Nicht selten beobachten wir bei unseren Patienten ein ausgeprägtes „Alles-oder-Nichts"-Denken: Ein Wechsel zwischen extremer Schonung und Überlastung führt zu viel Frust. Hier ist es sinnvoll, mit den Patienten eine selbstfürsorgliche Art und Weise des Aktivitätenaufbaus zu besprechen und darüber im Dialog zu bleiben. Durch Überforderung kommt es häufig zu einer kurzfristigen Symptomverschlechterung. Ein achtsames

Zusammenspiel zwischen Körpersignalen und Verhaltensplänen bedarf viel Übung. Methoden der Achtsamkeit (z. B. Mindfulness-Based Stress Reduction (MCBT) nach Jon Kabat-Zinn, 2013) bieten sich an, um einen Zugang zu körperlichen Signalen und Bedürfnissen zu schulen.

> **Motivationsaufbau zur psychosomatisch-psychotherapeutischen Behandlung**
> - Therapiemotivation ist ein wichtiger Prädiktor für den Therapierfolg
> - Therapiemotivation muss nicht von Anfang an gegeben sein. Es ist Aufgabe der Behandler, diese im und gemeinsam mit dem Patienten zu fördern
> - Vermittlung eines gemeinsamen Störungs- und Behandlungsmodells fördert Motivation zur psychosomatisch-psychotherapeutischen Behandlung
> - Aktivitätenaufbau und Veränderung innerer Modelle kann gelingen, wenn positive Körpererfahrungen früh in der Behandlung gemacht werden und Sorgen und Ängste in Bezug auf Aktivitäten abgebaut werden

4.3 Zielklärung

Analog zu anderen psychotherapeutischen Behandlungen sollte zu Beginn der Auftrag des Patienten an die Therapie geklärt werden. Gemeinsam sollten Therapieziele formuliert und im Verlauf evaluiert werden. Konsens über den Therapieauftrag ist eine zentrale Voraussetzung für eine gute therapeutische Beziehung und einen positiven Therapieausgang.

Formulierung von Zielen

Es hat sich in der Praxis bewährt, etwa 2–3 Ziele gemeinsam zu formulieren. Mehr als das ist in der Regel für einen Behandlungsabschnitt (oder eine etwa acht- bis zwölfwöchige stationäre Therapie) überfordernd und birgt die Gefahr, den einzelnen Zielen in der Therapie nicht den Raum zukommen zu lassen, den es für eine erfolgreiche Bearbeitung braucht. Dies führt zu Frustration sowohl auf Seiten der Patienten als auch auf Seiten der Behandler.

Patienten kommen häufig mit dem Wunsch, dass Beschwerden weg sein sollen (z. B. „Ich möchte einfach nur, dass nach der Behandlung hier dieser blöde Schwindel nicht mehr da ist!").

Eine gute Zielformulierung sollte jedoch auch bei funktionellen Körperbeschwerden der SMART-Formel, welche ihren Ursprung in der Unternehmensplanung hat, folgen:

- **S**pezifisch: Das Ziel sollte eine ganz konkrete Vision darstellen, die sich nicht in abstrakten Begriffen verliert.
- **M**essbar: Es sollte also einen konkreten Marker für die Zielerreichung geben.
- **A**ttraktiv: Das Ziel soll dem echten Wunsch des Patienten entspringen und nicht z. B. nur einer gesellschaftlichen Erwartung entsprechen und für den Patienten eigentlich nicht erstrebenswert sein.
- **R**ealistisch: Ein Therapieziel sollte im Rahmen der Therapie und deren zeitlicher Begrenztheit tatsächlich machbar sein. Dabei ist es notwendig, dass sich der Therapeut mit seiner Erfahrung einbringt und, falls nötig, modifizierend eingreift.
- **T**erminiert: Ein festgelegter Zeitraum, bis zu dem das Therapieziel erreicht werden soll, sollte festgelegt werden. Dieser sollte aus motivationspsychologischen Gründen nicht zu weit in der Zukunft liegen.

Besser als das Ziel, keine Beschwerden mehr zu haben, wäre also eine positive Zielformulierung, wie z. B. „Nach sechs Wochen stationärer Therapie möchte ich wieder (ohne oder trotz Schwindel) mit der U-Bahn meine Schwester besuchen können."

Negativ formulierte Therapieziele erinnern den ein oder anderen Therapeuten vielleicht an das Konzept von Vermeidungszielen in der Plananalyse nach Caspar (s. Exkurs). Darin geht es nicht um bewusst formulierte Therapieziele, sondern um teils unbewusste, erlernte „Handlungsprogramme", die dazu dienen, unsere zentralen Ziele und letztendlich Grundbedürfnisse zu befriedigen. Wir bieten Ihnen hier diesen kurzen Exkurs zur Plananalyse an, weil wir glauben, dass es sich in der Behandlung lohnt, auch unbewusste Pläne und Ziele und die damit assoziierten Schwierigkeiten im Patienten mitzudenken.

Exkurs: Plananalyse

Im Konzept der Plananalyse nach Franz Caspar (1996) wird davon ausgegangen, dass jedes menschliche Handeln von Zielen und Plänen (also bewussten oder unbewussten „Handlungsprogrammen") angetrieben wird. Pläne sind dabei hierarchisch strukturiert, d. h. manche Pläne dienen der Erreichung eines anderen Plans oder auch mehrerer anderer Pläne. Insgesamt dient unsere Planstruktur der Befriedigung zentraler Bedürfnisse.

Zum Problem, und im schlimmsten Fall zur Psychopathologie, kommt es immer dann, wenn z. B. Pläne in Widerspruch zueinander stehen oder ehemals adaptive Pläne weitergeführt werden, die ihre Funktionalität verloren haben und unnötig Ressourcen verschlingen. Manchmal fehlen auch Fertigkeiten auf der Verhaltensebene, um das Ziel zu erreichen. Sind Annäherungs- und Vermeidungspläne eng miteinander verwoben und stets gleichzeitig aktiviert, spricht man von einem Konfliktschema (z. B.: Bei Annäherung an einen potenziell neuen Partner werden Schuldgefühle gegenüber dem damals alleinerziehenden Vater aktiviert und es entsteht ein Loyalitätskonflikt, der einen Rückzugsimpuls auslöst, bei gleichzeitigem Wunsch nach Nähe und Verbundenheit mit dem neuen Partner).

Ein weiterer Grund für psychische Probleme können zu viele negative Ziele, also Vermeidungspläne, sein: Häufig verhindern diese eine Auseinandersetzung mit wichtigen positiven Zielen (z. B. blockiert der Plan „Vermeide stets Konflikte!" das Durchsetzen eigener Bedürfnisse) und stehen einer aktiven, selbstgestaltenden Lebensführung im Wege.

Sich die Planstruktur eines Patienten bewusst zu machen, liefert in der Regel hilfreiche Ansätze sowohl für die therapeutische Beziehungsgestaltung als auch die konkrete Arbeit an den Problemen, die der Patient mitbringt.

Ein vereinfachter Ausschnitt aus einer Plananalyse der Beispielpatientin Frau Q. könnte wie in Abb. 4.4 aussehen.

Ziele im Verlauf

Es hat sich als äußerst sinnvoll erwiesen, Therapieziele durch den Patienten selbst schriftlich festhalten zu lassen und diese dann beispielsweise im multimodalen Therapiesetting so aufzubewahren, dass sie für alle Behandler und den Patienten selbst jederzeit einsichtig sind. Wie ein Zielebogen konkret aussehen könnte, wird in Abschn. 5.3 dargestellt.

Wir haben in unserer Arbeit beobachtet, dass die Gefahr groß ist, Therapieziele zu Beginn der Behandlung mit viel Mühe auszuformulieren, diese aber nach wenigen Wochen immer weniger zu beachten und in die Behandlung einzubeziehen. Es

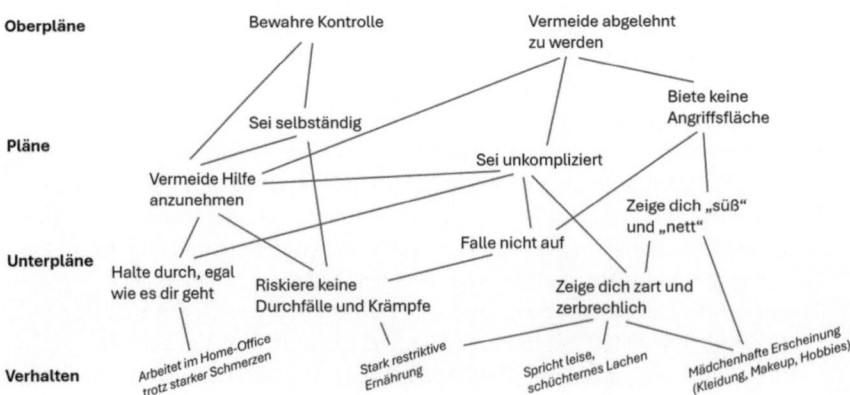

Abb. 4.4 Vereinfachter Ausschnitt aus einer Plananalyse der Patientin Frau Q

ist jedoch für eine erfolgreiche Behandlung wichtig, immer wieder Bezug zu nehmen und Ziele auch im Verlauf anzupassen. Hierbei ist es normal, dass einzelne Ziele in den Hintergrund geraten, dafür andere wichtig werden oder im therapeutischen Prozess Themen deutlich werden, die zu Beginn der Behandlung noch gar nicht bewusst zugänglich und damit auch kein Ziel waren. Andersherum lösen sich manche Problembereiche auch durch Verbesserung der Körperbeschwerden oder durch äußere Veränderungen von selbst auf und brauchen an der Stelle zunächst keine weitere Bearbeitung.

Wir empfehlen daher zu Beginn jeder, spätestens aber jeder zweiten bis dritten Stunde fallführender Einzeltherapie, also mindestens einmal pro Woche, kurz auf die Behandlungsziele Bezug zu nehmen und zu überprüfen, ob diese angepasst werden müssen. Dies sollte dann in Fallbesprechungen mit den beteiligten Behandlern multimodaler Teams eingebracht werden. Es ist essenziell, dass jeder auf dem gleichen Stand bezüglich des Auftrags und der Ziele des Patienten ist. Nur so kann eine gute Zusammenarbeit am Patienten gewährleistet werden.

Unterschiedliche Ziele von Therapeuten und Patienten

Nicht selten erleben wir Behandler in der Therapie, dass Patienten andere Ziele für vordergründig definieren als wir. Dies spannt schon zu Beginn der Therapie ein Spannungsfeld auf. In Abschn. 5.1 zum diagnostischen Prozess in der Praxis werden wir beispielsweise über das Problem „somatisch fixierter" Patienten sprechen, die zunächst ein völlig anderes Krankheits- und damit Therapiekonzept mitbringen als wir. Wir haben bereits dargestellt, dass es wichtig ist, Patienten über das aktuelle wissenschaftlich belegte Konzept zu ihrer Störung und deren Therapie zu informieren und zu veranschaulich, wie unsere Arbeitsweise ist. Dies kann als Rahmen für die gemeinsame Zielformulierung dienen und helfen, dass Patient und Therapeut mit einer ähnlichen Wissensgrundlage in die Erarbeitung von Zielen gehen.

Manchmal sind bestimmte Problembereiche aber auch noch nicht bewusst zugänglich und werden vom Patienten auch nicht als solche gesehen. Im transtheoretischen Modell zur Therapiemotivation (s. Abschn. 4.2) befinden sich diese Patienten in der Phase der Präkontemplation. Das Problem wird also noch nicht als solches erkannt. Hierbei ist es wichtig, Patienten nicht zu drängen, sondern die Zeit im therapeutischen Prozess zu geben, die es eben braucht.

Transparenz über das therapeutische Vorgehen hat sich gerade in der Behandlung funktioneller Körperbeschwerden, wo Patienten häufig mit Skepsis in die Therapie kommen, bewährt. Entscheidend ist, dass Patient und Behandler im Austausch bleiben und nicht an zwei verschiedenen therapeutischen Strängen ziehen.

Zielklärung
- Therapieziele sollen unbedingt zusammen mit dem Patienten erarbeitet und schriftlich festgehalten werden
- Ziele sollen nach der SMART-Regel formuliert werden
- Therapieziele sollten in multimodalen Teams für alle Behandler und den Patienten selbst zugänglich und in der praktisch-klinischen Arbeit präsent sein
- Falls sich Therapieziele des Therapeuten von denen des Patienten unterscheiden, gilt es, Patienten ausreichend Information über Störungsmodell und Behandlungskonzept zur Verfügung zu stellen, Patienten Zeit zu geben und im Vorgehen stets transparent zu bleiben; dies ist bei funktionellen Körperbeschwerden angesichts gesamtgesellschaftlich noch geringen Wissens besonders bedeutsam
- Überarbeitung und Anpassung der Ziele im Verlauf ist fast immer notwendig und wird gerne vergessen

4.4 Arbeit an und mit der therapeutischen Beziehung

Über die therapeutische Beziehung wurde in der Geschichte der Psychotherapie bereits viel nachgedacht und geforscht. Wir wollen Ihnen als Leser an dieser Stelle eine breite theoretische Einführung in das Konzept ersparen. Welche Besonderheiten es aus unserer Sicht in der Behandlung der somatischen Belastungsstörung und funktioneller Körperbeschwerden gibt, möchten wir Ihnen jedoch in diesem Abschnitt gerne vorstellen.

Aufbau der therapeutischen Beziehung

Der Aufbau einer therapeutischen Beziehung beginnt natürlich nicht mit dem bewussten Vorsatz in einer definierten Sitzung. Mit dem ersten Kontakt, und sei es nur das Ausfüllen eines Online-Tools auf der Homepage einer Klinik oder ein kurzes Telefonat mit dem Sekretariat, wird immer auch der Grundstein für den Umgang und das Miteinander in der Therapie gelegt.

Patienten mit funktionellen Körperbeschwerden haben in der Regel eine Vorgeschichte von unbefriedigenden Beziehungserfahrungen. Sie fühlen sich in ihrem Leid oft nicht ernst genommen und mit ihren Körperbeschwerden in die „Psycho-Ecke" geschoben. So ist es nicht verwunderlich, dass uns diese Patienten oftmals zunächst skeptisch, zurückhaltend oder sogar feindselig gegenübertreten.

In der S3-Leitlinie „Funktionelle Körperbeschwerden" (AWMF, Stand 18.07.2018, derzeit in Überarbeitung) lesen wir zur Arzt-Patient-Beziehung: „Dies lohnt sich, weil Sie mit Wachsamkeit, Zurückhaltung und Empathie den Verlauf möglicher funktioneller Körperbeschwerden positiv beeinflussen können." Der anfängliche Beziehungsaufbau findet in der klinischen Praxis in den ersten Stunden parallel zur Eingangsdiagnostik statt. Es geht dabei nicht um das „Was" in der Anamneseerhebung, sondern das „Wie" der Exploration und der zwischenmenschlichen Begegnung.

Hier wollen wir betonen, wie wichtig korrigierende Erfahrungen gegenüber den nicht selten frustrierenden vorausgegangenen medizinischen Kontakten sind. Aktuelle neurowissenschaftliche Forschung (s. Kap. 2) konnte zeigen, dass bei Patienten mit funktionellen Körperbeschwerden eine sensomotorische Verarbeitungsstörung vorliegt, die experimentell messbar ist. Und mit dieser Haltung wollen wir unseren Patienten gegenübertreten: Ihre Beschwerden sind „echt" und mindestens genauso quälend und einschränkend wie eine Störung, die auf einer Körperfehlfunktion basiert (Carson et al., 2011). Neben der praktischen Informationsgewinnung wollen wir durch eine ausführliche Sichtung der Vorbefunde und eine gründliche Körperuntersuchung unsere Patienten in ihrem Leiden ernst nehmen. Durch Anwendung von Positiv-Zeichen (s. Abschn. 4.1) wollen wir Hoffnung geben und einen Rahmen aufspannen, in dem Veränderung möglich wird.

Unsere therapeutische Haltung

Wir wollen uns hier nicht zu einer bestimmten Therapieschule oder einer bestimmten therapeutischen Tradition bekennen, da unser hier vorgestelltes Konzept schulenübergreifend aktuelle neurowissenschaftliche Erkenntnisse in die klinisch-praktische Arbeit übersetzen soll. Sie werden jedoch beim Lesen immer wieder bemerken, dass wir viele Elemente der humanistischen Psychotherapie in unser therapeutisches Handeln und unsere Sicht auf Patienten integrieren.

Zentrale Aspekte der Beziehungsgestaltung sind dabei die drei Variablen Kongruenz, Empathie und bedingungslose Wertschätzung (s. Abb. 4.5). Das emotionale Erleben mit allen Facetten, das nur eingebettet in eine sichere therapeutische Beziehung zugelassen werden kann, wird in der humanistischen Therapie als wichtiges Instrument zur Veränderung im therapeutischen Prozess betrachtet. Wir wollen im Umgang mit Körperbeschwerden einen Schritt weitergehen und verstehen die unmittelbare körperliche Erfahrung (nicht nur von Emotion, sondern auch z. B. von Bewegung der Extremitäten, Schlucken oder Verdauen) als wichtigen Grundbaustein für eine korrigierende und damit heilende (Körper-)Erfahrung. Unsere Empathie und Wertschätzung bringen wir durch unser Verständnis von Körperbeschwerden als sensomotorische Verarbeitungsstörung, die zu hohem Leidensdruck führt, zum Ausdruck und zeigen stets ein waches Interesse an der ganz individuellen Geschichte hinter der Entstehung eines fehlerhaften internen Modells im Informationsverarbeitungsprozess.

Die Verwendung neurowissenschaftlicher Konzepte und mechanistischer Metaphern (z. B. Hardware-Schaden vs. Software-Problem) mag einem zunächst wenig warm und empathisch erscheinen. Wie Sie aber in den Beispieldialogen in Kap. 5 sehen werden, ist unsere konkrete Sprache zur Vermittlung wissenschaftlicher Konzepte durchaus von Empathie, Wertschätzung und Echtheit geprägt.

Abb. 4.5 Basisvariablen des Therapeutenverhaltens nach Carl Rogers (1957)

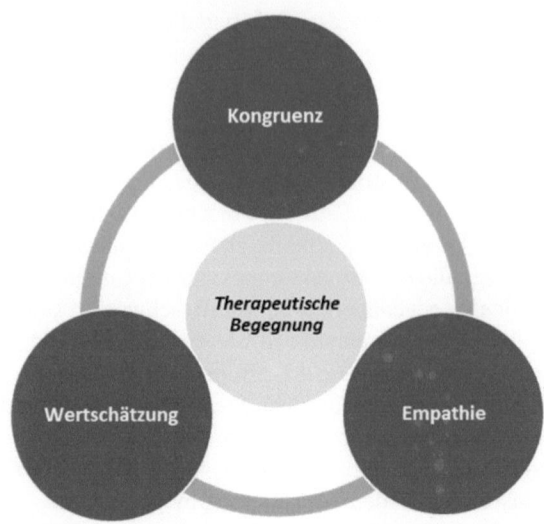

Spielebene, Motivebene, Beziehungstests

Rainer Sachse stellte ein Modell zum Verständnis für Persönlichkeitsstörungen vor, welches diese als Beziehungsstörungen, die erst in der Interaktion mit anderen Menschen deutlich werden, versteht (Sachse, 2013). Nicht nur aufgrund der hohen Komorbidität zwischen funktionellen Körperbeschwerden und Persönlichkeitsstörungen, sondern auch aufgrund der guten Handhabbarkeit des Konzeptes wollen wir hier kurz auf das Modell der doppelten Handlungsregulation nach R. Sachse eingehen:

Dies beschreibt, dass Menschen mit Persönlichkeitsstörungen ungünstige Überzeugungen über sich und die Welt aufweisen (z. B. „Ich bin wertlos!") und im Umgang damit ungünstige Strategien in der Beziehungsgestaltung zur Erreichung ihrer Bedürfnisse (z. B. Anerkennung, Wertschätzung) entwickelt haben, welche im erwachsenen Leben meist mit hohen Kosten verbunden sind (z. B. Führungsposition mit vielen Überstunden neben zahlreichen Ehrenämtern). In der Regel ist das Interaktionsverhalten der betroffenen Person nicht offen und authentisch, da sie früh gelernt hat, dass sie damit nicht zum Ziel kommt. Das verdeckte Verhalten (z. B. Anerkennung über Leistung generieren) bringt jedoch im Laufe des Lebens Opfer mit sich (z. B. hohes Arbeitspensum bis zum Burnout), und das zentrale Bedürfnis bleibt doch unbefriedigt (im Beispiel: da keine Anerkennung als Person, sondern nur über Erfolg eintreten wird). Dadurch wird das Motiv aufrechterhalten und die Welt wird wie durch eine Art „Brille" wahrgenommen, die immer wieder Beweise dafür liefern wird, dass die dysfunktionale Annahme („Ich bin im Kern wertlos!") wahr ist.

Die Ebene des zentralen, authentischen Beziehungsbedürfnisses wird im Modell als „Motivebene" bezeichnet. Das (ohne schlechte Absichten) verdeckte („manipulative") Verhalten der Person nennt Sachse die „Spielebene". Dazwischen stehen die dysfunktionalen Annahmen über sich selbst und die Beziehung zu anderen.

Diese oder ähnliche Verhaltensmuster begegnen uns in der Arbeit mit Patienten mit funktionellen Körperbeschwerden häufig. Ein therapeutisches Verhalten, welches sich komplementär zur Motivebene verhält (also frühe frustrierte Bedürfnisse in der Interaktion befriedigt), hat sich auch in der Arbeit mit dieser Störungsgruppe als überaus hilfreich erwiesen.

Nach diesem Modell leitet sich ab, dass Patienten in der therapeutischen Beziehung diese auch immer wieder testen. Solche Beziehungstests dienen dazu, Klarheit darüber zu gewinnen, ob sich der Patient sicher fühlt und auf die therapeutische Beziehung einlassen kann, oder aber (wie in frühen Beziehungserfahrungen) erneut in Bezug auf zentrale Bedürfnisse enttäuscht wird. Erfährt der Patient also im Kontakt Empathie und Wertschätzung, bringt jedoch gleichzeitig das Schema „Ich bin wertlos!" mit, entsteht eine innere Spannung, die schwer aushaltbar ist. Durch Tests (z. B. Abwertung des Therapeuten oder Hinterfragen von Regeln) versucht der Betroffene, Klarheit zu schaffen. Eine korrigierende Beziehungserfahrung, kongruent zur Motivebene, würde im Beispiel bedeuten, sich nicht gekränkt abzuwenden, sondern trotz Angriffe des Patienten zugewandt und wertschätzend zu bleiben, ohne sich auf inhaltliche Diskussionen über Regeln in der Therapie einzulassen. Wie dies konkret im Dialog mit Patienten aussehen könnte, sehen Sie in Abschn. 5.4.

Die therapeutische Beziehung bei Patienten mit funktionellen Körperbeschwerden
- Wertschätzende, empathische, kongruente therapeutische Grundhaltung
- Vorausgegangene, oft ungünstige Beziehungserfahrungen im Medizinsystem empathisch berücksichtigen
- Waches Interesse für die individuelle Lern-/Entwicklungsgeschichte hinter der fehlerhaften sensomotorischen Verarbeitung im Gehirn zeigen
- Durch sichere, stützende Beziehungsgestaltung konkrete Körpererfahrung ermöglichen
- Kongruent zur Motivebene des Patienten bleiben (kein Einlassen auf die Spielebene)

4.5 Unmittelbare Arbeit an Körperbeschwerden und Verhalten

Wie wir in Kap. 2 zum Mechanismus bei funktionellen Körperbeschwerden beschrieben haben, liegt bei diesen Patienten vermutlich eine sensomotorische Verarbeitungsstörung im eng verzahnten Zusammenspiel zwischen dem sensorischen Eingang einerseits ("Bottom-up") und innerer Modelle andererseits ("Top-down"), geprägt von Vorerfahrung, vor. Dies konnten – im Sinne eines „Proof-of-Concept" – Experimente für verschiedene funktionelle Symptome zeigen, z. B. für chronische Erschöpfung, funktionellen Schwindel, Reizdarm oder funktionelle Bewegungsstörungen (Bogaerts et al., 2010; Lehnen et al., 2019; Regnath et al., 2024; Schröder et al., 2021, 2022; Van Den Houte et al., 2018).

Um eine möglichst adaptive Anpassung an unsere Umwelt zu gewährleisten, findet ein ständiger Abgleich zwischen aus internen Modellen entwickelter Erwartung und sensorischen Informationen aus unseren peripheren Organen statt. Eine Anpassung innerer Modelle geschieht immer dann, wenn der Vorhersagefehler, also die Diskrepanz zwischen Erwartung und eingehendem Sinnesreiz, relevant groß ist. Interne Modelle und der sensorische Eingang werden dabei unterschiedlich gewichtet, je nachdem, welche Informationsquelle den eindeutigeren Input liefert. Erinnern wir uns an das Beispiel aus dem einführenden Kapitel: Fahren Sie mit Ihrem Auto nachts im Nebel eine Ihnen gut vertraute Straße entlang, ist es sinnvoll, dass Sie sich bei der Steuerung an Ihrer Vorerfahrung (Ihrem internen Modell des Straßenverlaufs) orientieren. Fahren Sie jedoch tagsüber einen neuen Weg, ist es ratsam, sich den Straßenverlauf genau anzusehen und die Informationen höher zu gewichten, die Ihnen Ihre Augen senden, als das, was Sie erwarten.

Was bedeutet das nun für die Behandlung? Wir gehen davon aus, dass es entweder eine Aktivierung und Herausforderung des jeweils beteiligten Organsystems braucht, um einen relevanten Vorhersagefehler zu generieren und damit das Gehirn zu einer Adaptation zu veranlassen, und/oder durch gezieltes Wahrnehmungstraining der sensorische Input ausreichend klar und eindeutig genug werden muss, um diesen mehr zu gewichten als das interne Erwartungsmodell. Voraussetzung dafür ist eine ausreichend gute Anspannungsregulation, da erhöhter Stress diesem Anpassungsmechanismen im Wege steht.

Anspannungsregulation und Stressmanagement

Wie schon das Yerkes-Dodson-Gesetz aus dem Jahr 1908 zeigte, kann Lernen nur in einem mittleren Anspannungsniveau gelingen. Ein zu hohes Maß an physiologischer Erregung steht der kognitiven Leistungsfähigkeit ebenso im Wege wie ein zu geringes Maß an Aktivierung. Eine gezielte Behandlung zur Veränderung der sensomotorischen Fehlverarbeitung kann demnach nur effektiv durchgeführt werden, wenn es Patienten gelingt, ihre Anspannung ausreichend gut zu regulieren. Nicht zuletzt aufgrund der hohen Komorbidität zu anderen Störungen (z. B. Angst, Depression, Trauma und Persönlichkeitsstörungen) hat man es in der Praxis oft mit Anspannungszuständen in Patienten zu tun. Aus unserer Erfahrung hat es sich bewährt, zunächst an Regulationskompetenzen zu arbeiten, bevor die praktische, übende Körperarbeit beginnen kann. Dazu kann gut auf bewährte Therapiemethoden, die man von anderen Störungsbildern kennt, zurückgegriffen werden. Hier sind beispielhaft zu nennen: das Skills-Training aus der dialektisch-behavioralen Therapie (DBT, s. Linehan, 1996), Stressmanagement nach Kaluza (2023), strukturbezogene Psychotherapie (Rudolf, 2021), Entspannungsverfahren wie autogenes Training oder progressive Muskelentspannung (PMR) oder Focusing-Techniken (nach Gendlin, 1981) und Biofeedback.

Ein zu geringes Maß an Aktivierung kann beispielsweise ausgeprägten Schlafstörungen oder dissoziativen Zuständen im Rahmen von Traumafolgestörungen geschuldet sein. Unsere Empfehlung ist daher, diese Phänomene im Rahmen der Diagnostik sorgfältig zu erheben und frühzeitig in die Behandlung einzubeziehen (z. B. Psychoedukation, Schlafhygiene, schlafanstoßende Medikation oder Grounding-Techniken im Umgang mit Dissoziation).

Wahrnehmungstraining

Patienten mit funktionellen Körperbeschwerden weisen oft auch Defizite in der Emotionsregulation auf. Dazu gehören neben der Fähigkeit der Regulation von Erregung des zentralen Nervensystems u. a. auch die Emotionserkennung bei sich und bei anderen (Güney et al., 2019). Um eine Anpassung innerer Modelle anzustoßen und so den fehlerhaften Verarbeitungsprozess bei funktionellen Körperbeschwerden zu korrigieren (s. Kap. 2), ist es hilfreich, einen klaren sensorischen Eingang zu generieren. Dem Modell zufolge kann hierzu eine Form von interozeptivem Differenzierungstraining (Henningsen et al., 2018) nützlich sein, das darauf abzielt, Körpererleben besser einordnen zu lernen. Im praktischen Tun kann dabei auf bekannte, etablierte Methoden zurückgegriffen werden. Diese sollen hierbei vor dem Hintergrund der neurowissenschaftlich bestätigten Verarbeitungsstörung gezielt eingesetzt und geübt werden. Hilfreiche Therapiemethoden sind dabei beispielsweise achtsamkeitsbasierte Verfahren (z. B. Body-Scan), die mentalisierungsbasierte Psychotherapie (MBT, s. Fonagy et al., 2017), die emotionsfokussierte Therapie (s. Auszra et al., 2017), körper(psycho)therapeutische Verfahren wie die konzentrative Bewegungstherapie (KBT, s. Stolze, 2002), Feldenkrais oder Biofeedback und letztlich alle erlebnisbasierten und kreativtherapeutischen Verfahren wie Garten- oder Musiktherapie.

Abbau dysfunktionaler Strategien

In der therapeutischen Arbeit mit Patienten mit funktionellen Körperbeschwerden ist man nahezu in jeder Sitzung mit dysfunktionalem, Symptome aufrechterhaltendem Verhalten konfrontiert. Hier sind beispielhaft häufiges Body-Checking (z. B. in Form von übermäßigen Blutdruck- oder Temperaturmessungen), häufige Arztkontakte oder Medikamentenabusus zu nennen. Das gesunde Bauchgefühl sagt jedem Therapeuten, dass es wichtig ist, dieses abzubauen. Wie wir das auch aus unserer neurowissenschaftlichen Forschung ableiten, soll im Folgenden kurz erläutert werden:

Wie bereits beschrieben, gewichtet unser Gehirn im Prozess der Wahrnehmung und Motorplanung die Information stärker, die eindeutiger und klarer zur Verfügung steht. Exzessives Grübeln, Body-Checking oder Katastrophengedanken (z. B. Antizipieren schlimmer Folgen einer vermuteten Erkrankung) verstärken und festigen bestehende interne Modelle und machen diese so für unser Gehirn eindeutiger und glaubhafter. Ein Abbau dieser durch Psychoedukation sowie Einüben einer akzeptierenden, beobachtenden Haltung hat sich dabei als hilfreich gezeigt. Hierbei können beispielsweise Methoden der dritten Welle der Verhaltenstherapie, wie z. B. Elemente der Acceptance and Commitment Therapy (ACT nach Steven Hayes et al., 1999), oder auch klassische verhaltenstherapeutische Interventionen (z. B. Gedanken-Stopp) zum Einsatz kommen.

Arbeit im Körpererleben

Wie oben beschrieben, ist ein zentraler Baustein in der Therapie von funktionellen Körperbeschwerden die ganz unmittelbare Arbeit mit dem Körper und eine Behandlung der Körpersymptome selbst. Es geht uns in der Therapie darum, die Verarbeitungsstörung im Gehirn und damit die Wahrnehmungs- und Bewegungsstörung zu korrigieren, nicht nur um die Erarbeitung von Copingstrategien. An dieser Stelle sind vor allem die körperorientieren Berufsgruppen wie Physiotherapie, Sport- und Bewegungstherapie sowie Körperpsychotherapie gefragt. Denn eine Herausforderung des betroffenen Systems (z. B. Ansteuerung der Beine bei Gangstörungen, Wahrnehmung von Gleichgewichtsproblemen bei funktionellem Schwindel) ist besonders geeignet, um eine Korrektur zu ermöglichen.

Patienten müssen hierfür zunächst in eine Lage versetzt werden, die Bewegung und Wahrnehmung wieder ermöglicht. Wie Sie in den vorausgegangenen Kapiteln gesehen haben, ist eine wichtige Vorarbeit dafür, das aktuelle neurowissenschaftliche Modell hinter der Entstehung von Körperbeschwerden patientengerecht zu formulieren und darüber zu aktiver Körperarbeit zu motivieren. Aufklärung und ein individuelles kognitives Verstehen der Symptomatik alleine reichen jedoch oft nicht aus. Es braucht eine erste konkrete Körpererfahrung, ein „es geht", das wie eine Art „Hebel" als Ansatzpunkt für die Therapie genutzt werden kann. Dies kann das Erleben von Positivzeichen bei der ärztlichen Untersuchung (s. Kap. 2) sein, durch Hypnose erstmals erreicht werden, durch Aufmerksamkeitslenkung oder manchmal auch ganz kleine Erfahrungen von Veränderung in z. B. der Körper- oder Kreativtherapie. Rhythmische Musik kann helfen, Zugang zu automatisierten Bewegungen zu fördern und so wieder möglich zu machen (vergleiche Nielsen et al., 2015), Hilfsmittel wie der Rollator können ebenso als „Hebel" dienen wie das Fahrradergometer. Weitere Beispiele des „Ermöglichens" wären Spazierengehen bei funktionellem Schwindel, zunächst unter Ablenkung durch Musik hören oder Gartentherapie bei Patienten mit somatoformer autonomer Funktionsstörung des Herz-Kreislauf-Systems, unter Langzeit-EKG- oder Smartwatch-Kontrolle.

Ist ein „Hebel" gefunden, können die wieder mögliche Wahrnehmung und Bewegung unter langsamer Reduktion von Hilfsmitteln und im Verlauf zunehmend schwierigeren Aufgaben regelmäßig geübt werden. Im Beispiel einer funktionellen Gangstörung kann das Gehen zunächst mit Rollator, dann mit Stock trainiert werden, Spazierengehen bei funktionellem Schwindel kann ohne Ablenkung und damit unter Auslösung des Symptoms erfolgen, der Patient mit der somatoformen autonomen Funktionsstörung des Herz-Kreislauf-Systems kann unter Auslösen von Herzklopfen ohne Langzeit-EKG oder Smartwatch-Kontrolle laufen gehen. Es ist wichtig, Patienten immer wieder zu erklären, dass es für eine Veränderung im Informationsverarbeitungsprozess im Gehirn eine „Herausforderung" innerer Modelle durch sensorischen Eingang braucht. Das bedeutet regelmäßige Übung mit Durchführung der funktionell gestörten Bewegung oder Auslösung des Symptoms bei funktionell gestörter Wahrnehmung. Es kann nur erreicht werden, wenn im Verlauf auch ausreichend schwierige Aufgaben – in den obigen Beispielen Treppensteigen bei funktioneller Lähmung, Spazierengehen mit Umherblicken bei funktionellem Schwindel – unter erfahrener Anleitung trainiert werden. Hier ist ein individualisierter Ansatz an jeder Stelle des therapeutischen Prozesses essenziell, um zwar den nötigen Vorhersagefehler (Diskrepanz zwischen aus inneren Modellen geformter Erwartung und tatsächlichem sensorischen Eingang) zu provozieren, umgekehrt aber Patienten nicht zu überfordern. Gestufte Methoden wie die der gesteigerten Aktivierung (aus dem englischen „graded exercise therapy") haben sich hierbei als hilfreich erwiesen. Dies ist neben einer guten Psychoedukation wichtig, um ein langfristiges Commitment zu gewährleisten.

An dieser Stelle sei zudem auf zu diesem exponierenden Vorgehen im Hier und Jetzt gut passende Untersuchungen verwiesen, die zeigen, dass sich mit dem Trauma-konfrontativen Verfahren EMDR (Eye Movement Desensitization and Reprocessing) positive Effekte auch in der Behandlung chronischer Schmerzen erzielen lassen (Tesarz et al., 2014).

Ein weiterer zu diesem Konzept passender Ansatz ist die Nocebo-Hypothesis Cognitive Behavioral Therapy (NH-CBT, Richardson et al., 2018, 2023). Gemeint ist damit eine Form der Verhaltenstherapie, welche Psychoedukation mit Bildung eines neuen Narratives über Symptomentstehung (z. B. Hardware vs. Software; eine „Fehlverschaltung", die man rückgängig machen kann) und praktische, korrigierende Körpererfahrungen mit Video-Feedback integriert. Dieses Konzept, das für Patienten mit funktionell neurologischen Beschwerden entwickelt wurde, ist unserer Erfahrung nach modifiziert auch auf andere funktionelle Körperbeschwerden übertrag- und in den therapeutischen Prozess integrierbar. Aspekte wie die Veränderung des persönlichen Narratives über die Körperbeschwerden (nicht defekt sein, sondern unter einer reversiblen „Fehlverschaltung" leiden), in Verbindung mit praktischer Körpererfahrung und Abbau von Schonverhalten, sind in der Behandlung jeglicher Körperbeschwerden zentral und können rasch Leidensdruck reduzieren.

Zusätzliche erfahrungs- und evidenzbasierte Therapie

Für die einzelnen funktionellen Störungen gibt es weitere leitliniengemäße Behandlungsoptionen, die es lohnt zu kennen und in den therapeutischen Gesamtansatz einzubeziehen. Ein Beispiel wäre die zwischenzeitliche Anwendung von Pfefferminzöl zur Behandlung der Symptome „Schmerz" und „Blähung" oder Loperamid zur Behandlung von „Durchfall" bei Patienten mit Reizdarmsyndrom. Die Leitlinie „Funktionelle Körperbeschwerden" (AWMF, Stand 18.07.2018, derzeit in Überarbeitung) bietet eine Übersicht über die Evidenzsituation und die Leitlinien der beteiligten Fachgesellschaften.

> **Unmittelbare Arbeit an Körperbeschwerden und Verhalten**
> - Anspannungsregulation als Grundlage dafür, Lern- und Veränderungsprozesse überhaupt möglich zu machen
> - Wahrnehmungstraining, um einen klareren sensorischen Eingang im Informationsverarbeitungsprozess zu generieren (z. B. Arbeit an Emotionserkennung)
> - Abbau dysfunktionaler, aufrechterhaltender Verhaltensweisen (z. B. Body-Checking), um interne Modelle nicht weiter zu festigen
> - Ermöglichung und Üben unmittelbarer Bewegungs- und Wahrnehmungserfahrung zur Korrektur der fehlerhaften Verarbeitung im Gehirn
> - Individualisiertes Konzept, um Korrektur der Verarbeitung zu ermöglichen, aber Patienten nicht zu überfordern und Commitment zu sichern
> - Zusätzliche erfahrungs- und evidenzbasierte, auch medikamentöse Therapie der einzelnen funktionellen Störungen beachten

4.6 Wertschätzende Konfrontation mit aufrechterhaltenden Faktoren

In der Behandlung von Patienten mit funktionellen Körperbeschwerden stoßen wir nicht selten auf dysfunktionale Lebensumstände, welche die Symptome aufrechterhalten oder gar verstärken. Nicht immer sind diese Lebensumstände zu Beginn der Therapie schon evident, sondern erfordern vielmehr ein beständiges empathisches Interesse an den körperlichen, psychischen und besonders auch den sozialen Umständen der Patienten. Ein Beispiel sind verwahrloste Wohnverhältnisse, bedingt durch ausgeprägte körperliche Einschränkungen wie Erschöpfung, Schmerzen oder Darmbeschwerden. Aus ungesunden Bewältigungsmechanismen wie dem Einsatz von Alkohol als Selbstmedikation oder Spielen zur Ablenkung können komorbide psychische Störungen wie Substanzmissbrauch oder Verhaltenssüchte werden, die dann die Grundlage sich weiter ungünstig entwickelnder Lebensumstände sind. Nicht selten entwickeln sich dysfunktionale Lebensumstände in einem dynamischen Prozess als Folge der funktionellen Störung, beispielsweise durch langfristig ungesunde Beziehungsdynamiken, die mit der Krankenrolle einhergehen oder durch starkes Vermeidungsverhalten. Dysfunktionale Beziehungen können Ausdruck ungünstiger Strategien zur Beziehungsgestaltung sein, die aus negativen Erfahrungen mit wichtigen frühen Bezugspersonen resultieren, wie sie zum Beispiel für eine komplexe posttraumatische Belastungsstörung typisch wären. Nicht selten entwickeln sich aber ungesunde Verhaltensmuster zwischen Patienten und Angehörigen auch aus unzureichender oder gar falscher Information zu funktionellen Störungen. Vor diesem Hintergrund ist es wichtig, Patienten auf sensible Art und Weise auf krankheitsförderliche Umstände hinzuweisen und diese zum Thema zu machen. Gleichzeitig ist es meist notwendig und fruchtbar, das soziale Umfeld frühzeitig in die Behandlung einzubeziehen, beispielsweise durch regelhaft stattfindende Angehörigengespräche.

Krankmachende Beziehungsdynamiken – eine systemische Sicht

Wenn wir ungünstige, aufrechterhaltende Beziehungsdynamiken beobachten, in welche unsere Patienten verstrickt sind, hilft es, sich bewusst zu machen, dass diese Konstellationen nicht selbst gewählt und nicht die Schuld des Patienten sind. Folgende, im Kontext schwererer funktioneller Störung nicht ungewöhnliche Beispiele sollen das illustrieren: Eine Ehefrau bleibt nicht in der „vermüllten" Wohnung ihres unter Messie-Syndrom leidenden Partners, weil sie sich das freiwillig so ausgesucht hat, und eine 20-jährige Tochter schläft nicht im Ehebett neben der seit vielen Jahren alleinerziehenden Mutter, weil sie zu „unselbständig" oder „schwach" ist. Ein anderes Verhalten ist aufgrund biografischer Erfahrungen und langandauernden Beziehungsdynamiken derzeit (noch) nicht möglich. Eine systemische Betrachtungsweise geht davon aus, dass unser Patient lediglich Symptomträger in „krankmachenden" Interaktionen ist. Es geht hierbei nicht um die Identifikation des Einzelnen als „der Kranke", sondern um ungünstige Interaktionen, unter der einer der Beteiligten so sehr leidet, dass er Symptome entwickelt. Dabei sprechen wir nicht von einer dauerhaften Dysfunktion, sondern einer vorübergehenden ungünstigen Konstruktion im miteinander interagierenden System (Partnerschaft, Familie, Gruppe), welche veränderbar ist. Nicht der Einzelne muss sich ändern, sondern die Kommunikationsstruktur muss verändert werden, um ihre „krankmachende" Wirkung zu verlieren. Diesen systemischen Ansatz halten wir für eine sinnvolle Haltung im Umgang mit unseren Patienten, auch wenn wir primär mit dem „Symptomträger" arbeiten und keine längeren Familien- oder Paarprozesse begleiten können. Sollte jedoch der Eindruck entstehen, dass dies langfristig sinnvoll wäre, gilt es selbstverständlich, Patienten über entsprechende wohnortnahe Paar- und Familienberatungsangebote zu informieren.

Eine empathische, echte und bedingungslos wertschätzende Haltung im Sinne Rogers (1957) kann helfen, als Behandler Verständnis aufzubringen und sich in die Lebensrealität unserer Patienten einzufinden. Gleichzeitig ist es wichtig, auf die Kosten dieser Beziehungsdynamiken hinzuweisen und den gedanklichen Horizont zu öffnen, damit auch andere Handlungsoptionen wieder vorstellbar werden. „Handle so, dass du die Zahl der Möglichkeiten vergrößerst!" (von Förster, 1988), wird oft als systemischer Imperativ zitiert und findet hier seine Anwendung. Es gilt hierbei, die Selbstorganisation im Patienten anzustoßen, mit dem Vertrauen, dass die Lösung im Patienten angelegt ist. Nicht die normativen Vorstellungen des Behandlers sollte als Richtlinie fungieren, sondern die Selbstheilungskräfte im Patienten, die neue Verhaltensweisen eröffnen, wenn wir ihn nur in die Lage bringen, wieder Zugang dazu zu finden. In manchen Fällen genügt dabei bereits die Herausnahme aus dem gewohnten Umfeld in Form eines stationären Aufenthaltes. Die empathischen Rückmeldungen der Behandler, aber auch der Mitpatienten als unparteiische Ausstehende, weiten die Perspektive. Das PISO-Manual zur Behandlung somatoformer Störungen (Arbeitskreis Psychodynamisch-Interpersonelle Therapie, PISO, 2012) setzt beispielsweise einen klaren Schwerpunkt auf die Vermittlung des Zusammenhangs zwischen interpersonellen Konflikten, Affekt und körperlichen Symptomen. Hierbei gilt es, interpersonelle Probleme aktiv in die Therapie einzubringen, diesen empathisch zu begegnen, beteiligte Affekte zu klarifizieren und mit den Körperbeschwerden in Zusammenhang zu bringen. Mit dem „neuen" Bewusstsein darüber können sich im Patienten neue Optionen öffnen.

Komorbide Störungen als aufrechterhaltende Faktoren

Funktionelle Körperbeschwerden und somatische Belastungsstörung treten in der Regel nicht isoliert auf. Sie sind oft begleitet von komorbiden körperlichen und psychischen Erkrankungen. Am häufigsten findet man bei letzteren komorbide Angststörungen und Depression. Gefolgt werden diese von Sucht, Persönlichkeitsstörungen und Trauma. Wie wir bereits im Kapitel zur Diagnostik geschildert haben, gilt es, psychische und körperliche Symptome sorgfältig zu explorieren und nach aktuellen Standards zu diagnostizieren. Denn nur eine körperliche und psychische Störung, die Patient und Behandler bekannt ist, kann in der Therapie zum Thema gemacht und bearbeitet werden. Ähnlich wie im Umgang mit ungünstigen sozialen Konstellationen (s. oben) gilt es auch hier, sich einerseits empathisch in die Lebensrealität des Patienten einzufinden, gleichzeitig aber auch ein Problembewusstsein und damit Veränderungsmotivation zu wecken (s. Modell nach Prochaska und DiClemente in Abschn. 4.2). Eine komorbide körperliche Erkrankung, oder auch nur eine subklinische Störung, kann aufrechterhaltend für eine funktionelle Störung sein. Als Beispiel seien komorbide, immer wiederkehrende Schwindel-Migräne-Attacken angeführt, die funktionellen Schwindel „befeuern" und auch deshalb adäquat diagnostiziert und behandelt werden müssen. Wenn wir an ein ausgeprägtes Vermeidungsverhalten im Rahmen einer Angststörung denken, gilt es, auch im Sinne einer wichtigen Voraussetzung für die Behandlung von Körperbeschwerden, dieses als ungünstig zu markieren und schrittweise abzubauen. Wenn ein Patient beispielsweise aufgrund einer Angststörung kaum die Wohnung verlässt, wird es schwer, in der Therapie das Konzept der Aktivierung umzusetzen und z. B. Symptome eines funktionellen Schwankschwindels beim Laufen aktiv zu bearbeiten. Bei Suchterkrankungen gilt es zunächst, den Konsum zu stoppen, um eine aktive Therapieteilnahme – sowohl konkret körperlich als auch mental – und eine Auseinandersetzung mit den Therapieinhalten auch zwischen den Sitzungen zu gewährleisten. Ein schädlicher Gebrauch von Alkohol während der laufenden Therapie beispielsweise beeinträchtigt die Wahrnehmung und Urteilsfähigkeit und verhindert so eine klare Auseinandersetzung mit Therapiethemen. Die Fähigkeit zur Selbstreflexion und Beschäftigung mit Gedanken, Gefühlen und Körpererleben wird reduziert, und Symptome wie Angst und Depression können durch den Konsum verstärkt werden. Insgesamt kann man zudem davon ausgehen, dass Symptome komorbider Störungen (z. B. extremer Antriebsmangel, Substanzkonsum, starkes Vermeidungsverhalten, Dissoziation) dem Üben am Körpersymptom, das wir in der Behandlung funktioneller Körperbeschwerden für ganz essenziell halten, im Wege stehen. Ebenso ist dadurch die Fähigkeit des Gehirns, interne Modelle zu verändern und neue, korrigierende Erfahrungen zu konsolidieren, beeinträchtigt. Auch deshalb sollten diese Komorbiditäten unbedingt diagnostiziert und behandelt werden.

Trauma und Dissoziation

Die Komorbidität zwischen funktionellen Körperbeschwerden und der posttraumatischen Belastungsstörung (PTBS) ist Realität in der Behandlungspraxis und bringt einige Herausforderungen mit sich. Eine posttraumische Belastungsstörung ist gekennzeichnet durch Wiedererleben (z. B. in Form von lebhaften aufdringlichen Erinnerungen oder Albträumen), Vermeidungsverhalten (z. B. von Aktivitäten, Situationen oder Personen, die an das Ereignis bzw. die Ereignisse erinnern) und durch anhaltende Wahrnehmung einer erhöhten aktuellen Bedrohung (z. B. durch Hypervigilanz oder eine verstärkte Schreckhaftigkeit). Eine PTBS kann sich entwickeln, wenn man einem extrem bedrohlichen oder entsetzlichen Ereignis oder einer Reihe von Ereignissen ausgesetzt war (ICD-11, Deutsche Entwurfsfassung, https://www.bfarm.de/DE/Kodiersysteme/Klassifikationen/ICD/ICD-11/uebersetzung/_node.html. Zugriff 19.08.2024). Daneben finden wir neu in der ICD-11 das Störungsbild der komplexen PTBS (kPTBS), welches zusätzlich zu PTBS-Symptomen durch Probleme bei der Affektregulierung, Überzeugungen über die eigene Person als vermindert, besiegt oder wertlos (oft begleitet von Scham-, Schuld- oder Versagensgefühlen) und Schwierigkeiten, Beziehungen aufrechtzuerhalten und sich anderen nahe zu fühlen, gekennzeichnet ist. Diese kann entstehen, wenn Menschen einem Ereignis oder einer Reihe von Ereignissen extrem bedrohlicher oder schrecklicher Natur ausgesetzt waren (langanhaltend oder wiederkehrend), denen man nur schwer oder gar nicht entkommen kann. Dazu zählen beispielsweise langanhaltende häusliche Gewalt oder wiederholter sexueller oder körperlicher Missbrauch in der Kindheit (ICD-11, Deutsche Entwurfsfassung, https://www.bfarm.de/DE/Kodiersysteme/Klassifikationen/ICD/ICD-11/uebersetzung/_node.html. Zugriff 19.08.2024).

Zunächst soll noch einmal auf die in Abschn. 4.5 dargelegte Bedeutung konfrontativer Traumatherapie (EMDR) auf die direkte Behandlung von Körperbeschwerden selbst (Evidenz für chronischen Schmerz) verwiesen werden.

In diesem Kapitel soll auf den Umgang mit dissoziativen Zuständen im Rahmen von (k)PTBS eingegangen werden, welche als ehemals (während des Traumas) adaptive Schutzfunktion vor unaushaltbarem Erleben verstanden werden können, in der Gegenwart jedoch zu Problemen führen. Was dabei passiert, ist eine Art „Erstarren", also eine teilweise Unterbrechung der Wahrnehmung bzw. eine Art Trennung zwischen verschiedenen kognitiven Prozessen. Die Dissoziation blockiert somit die Auswirkungen starker Reize wie überwältigende Gefühle oder starkes Schmerzerleben. Diese Zustände können von einem leichten Benommenheitsgefühl, Depersonalisations- oder Derealisationserleben über ein körperliches Erstarren bis hin zu dissoziativen Krampfanfällen verschiedene Ausprägungen erreichen. Das Erleben von Dissoziation wird von Betroffenen als passiv (also etwas, das mit ihnen geschieht) und damit als beängstigend und verwirrend erlebt. Zudem erschweren dissoziative Zustände die Alltagsfähigkeit, können zu Amnesien führen und behindern oft die therapeutische Arbeit durch eine Art innere Flucht, die eine vollständige Auseinandersetzung mit den Therapieinhalten und auch eine Aufarbeitung der traumatischen Erlebnisse verhindert. Für Mitpatienten in Gruppen kann dies ebenfalls Angst auslösen. Daher ist in der Behandlung frühzeitig ein Konzept zum Umgang damit zu besprechen. Wichtige therapeutische Bausteine sind dabei Psychoedukation zum Phänomen Dissoziation, Reduktion emotionaler Verwundbarkeit (z. B. ausreichend Selbstfürsorge durch Schlaf, Essen und Trinken), Erarbeitung von Frühwarnzeichen und antidissoziativer Skills. Bei Dissoziationen in der Therapiestunde haben sich Methoden der Reorientierung in die Gegenwart bewährt. Dazu zählen beispielsweise:

- Ansprechen des Patienten mit Namen
- Bewusste Aufmerksamkeitslenkung auf die Umgebung (z. B. Raum beschreiben lassen)
- Hilfsmittel zur Stimulation der Sinne (z. B. scharfe Bonbons, Minzöl, Igelball)
- Sicherheit geben, wenn Patient zu sich kommt und Bezug zum Hier und Heute herstellen

Im Gruppensetting empfehlen wir das gleiche Vorgehen, möchten jedoch ausdrücklich darauf hinweisen, als Behandler Ruhe und Sicherheit zu signalisieren, um eine kollektive Panik um den betroffenen Patienten zu vermeiden. Zudem raten wir dazu, als Gruppenregel in der Arbeit mit funktionellen Körperbeschwerden aufzunehmen, dass in der Gruppe nicht über Details der Traumainhalte gesprochen wird, da diese Trigger für andere Betroffene darstellen können. Zudem zeigt sich in unserer Erfahrung, dass ein Therapievertrag, in dem festgehalten wird, dass das dissoziative Verhalten beispielsweise nach zwei Wochen stationärem Aufenthalt nicht mehr auftreten darf, sehr wirksam ist und überraschend gut angenommen werden kann. Dies mag zunächst irritieren, da sich die Symptomatik der bewussten Steuerung zu entziehen scheint. Aber genau da setzt diese Intervention an und fördert so die Nutzung gleich zu Beginn der Therapie zur Verfügung gestellter und beübter Techniken zur Selbststeuerungskompetenz im Patienten. An dieser Stelle sei auch auf eine effektive physiotherapeutische Intervention, die „Nestlagerung", verwiesen, welche einen beruhigenden und stabilisierenden Effekt auf Traumapatienten zu haben scheint (Stief et al., in press).

> **Wertschätzende Konfrontation mit aufrechterhaltenden Bedingungen**
> - Individuelle soziale, psychische und körperliche aufrechterhaltende Faktoren berücksichtigen
> - Einbezug von Angehörigen regelhaft sinnvoll
> - Systemische Betrachtungsweise hilft zum Verständnis dysfunktionaler Beziehungsdynamiken
> - Zusammenhang zwischen interpersonellen Konflikten, Affekt und körperlichen Symptomen vermitteln
> - Ggf. über weiterführende Angebote wie z. B. Paar- oder Familienberatung informieren
> - Bewusstsein für komorbide Störungen (z. B. begleitende Körpererkrankung, (k)PTBS oder Suchtmittelkonsum) als aufrechterhaltender Faktor für funktionelle Körperbeschwerden schaffen und diese behandeln

4.7 Weiterführende Behandlungsoptionen

Wir teilen in diesem Buch mit Ihnen die Erfahrung einer acht- bis zwölfwöchigen spezialisierten stationären psychosomatisch-psychotherapeutischen Behandlung im multimodalen Setting. Die meisten hier vorgestellten Aspekte sind jedoch durchaus auf andere (teil)stationäre oder ambulante Settings übertragbar. Patienten mit funktionellen Körperbeschwerden und somatischer Belastungsstörung haben in der Regel einen langen Leidensweg hinter sich, und es ist von einer Chronifizierung der Beschwerden auszugehen. Zudem sind diese Störungsbilder nicht selten mit schwereren komorbiden körperlichen und mentalen Erkrankungen verbunden. Daher ist die Behandlung durch mehrwöchige stationäre Therapie oft nicht abgeschlossen und eine weiterführende ambulante Therapie nötig. Umgekehrt erfordert die ambulante Behandlung mit durchschnittlicher Frequenz von einer Sitzung pro Woche regelhaft flankierende Maßnahmen.

Begleitende Angebote im ambulanten Behandlungssetting

Eine ambulante Psychotherapie wird einer stationären Behandlung in der Regel vorgezogen, wenn die Alltagsfähigkeiten noch weitgehend intakt sind und für die Schwere der Erkrankung eine Behandlungsfrequenz von einer Stunde in der Woche ausreichend ist. Manchen Patienten ist eine stationäre Therapie auch aus organisatorischen Gründen nicht möglich (z. B. Kinderbetreuung, Versorgung von Haustieren usw.). Eine stationäre Therapie ist umgekehrt indiziert, wenn die ambulante Behandlung prognostisch für die Schwere der Beeinträchtigung nicht ausreichend ist oder eine Herausnahme aus dem belastenden Alltag ein wichtiger Aspekt in der Gesundung zu sein scheint. Oftmals schließt sich auch eine ambulante Behandlung an eine stationäre Therapie an.

Im Gegensatz zur stationären Therapie geschieht eine begleitende Behandlung durch andere Berufsgruppen im ambulanten Setting nicht automatisch. Wir wollen daher explizit die Empfehlung zum engmaschigen Austausch mit anderen beteiligten Behandlern aussprechen und Sie dazu auffordern, Ihre Patienten über weitere ergänzende ambulante Therapieformen zu informieren. Dies ist bei allen mentalen Erkrankungen wichtig und sinnvoll, gewinnt bei Patienten mit funktionellen Körperbeschwerden jedoch nochmal mehr an Bedeutung. Oft liegen komorbide somatische Diagnosen vor, die einer Versorgung durch den Körperarzt bedürfen. Dies hat einen großen Einfluss auf die Symptomverbesserung bei Körperbeschwerden mit funktionellem Anteil. Wie in Kap. 2 dargestellt, sind körperliche und psychische Prozesse nicht trennbar und in enger Wechselwirkung zueinander. Es ist daher wichtig und sinnvoll, mit den Körperärzten (meist der Hausarzt, manchmal aber auch spezialisierte Disziplinen wie Gastroenterologie oder Neurologie) regelhaft Rücksprache zu halten. Sollte der Patient keinen Hausarzt haben, ist es angesichts der dadurch deutlich verbesserten Prognose sinnvoll, über die Bedeutung desselben aufzuklären und Patienten in die Lage zu versetzen, eine vertrauensvolle Beziehung zu einem Hausarzt aufzubauen. Genauso sollte mit dem behandelnden Psychiater, falls vorhanden, Rücksprache gehalten werden. Ob als ärztlicher oder psychologischer Psychotherapeut, ist es nützlich, über die aktuelle Medikation gut informiert zu sein. Nicht selten kann man hierbei als Therapeut hilfreich in der Kommunikation unterstützen, indem beispielsweise potenzielle Nebenwirkungen (z. B. Überhang nach abendlicher Medikamenteneinnahme) als solche identifiziert und Maßnahmen dagegen besprochen werden können oder ein zusätzlicher diagnostischer Eindruck „von außen" auf die Wirksamkeit der Medikamente rückgemeldet werden kann.

Neben den ärztlichen Behandlern sollten Patienten mit funktionellen Körperbeschwerden immer auch über begleitende spezialtherapeutische Therapieformen informiert werden. Beispiele dafür wären: ambulante konzentrative Bewegungstherapie als Körperpsychotherapieform, andere ambulante Körper- und Bewegungstherapie wie Feldenkrais, Yoga, ambulante Kunsttherapie, Entspannungsverfahren (z. B. ambulante Gruppen zur progressiven Muskelentspannung oder autogenem Training) oder auch Sportangebote (z. B. Schwimmen, Wassergymnastik). Viele Angebote werden auch als Präventionsmaßnahmen von Krankenkassen übernommen.

Darüber hinaus sind häufig spezialisierte Beratungsangebote sinnvoll. Beispiele hierfür wären: Ernährungsberatung, Ehe- und Familienberatung, Schuldenberatung oder Anbindung an einen sozialpsychiatrischen Dienst.

Die Herausforderung im ambulanten Setting ist dabei sicher, gemeinsam mit dem Patienten das richtige Maß zusätzlicher Angebote zu halten, ohne zu überfordern.

Weiterführende Angebote nach einer stationären Therapie

Eine stationäre psychosomatisch-psychotherapeutische Behandlung dauert in der Regel, je nach Schwere und Komplexität der Symptomatik, acht bis zwölf Wochen. Vor Beginn der stationären Therapie leiden Patienten jedoch meist viele Jahre unter ihren Beschwerden, weshalb ein vollständiges Verschwinden der belastenden Körpersymptome oft nicht zu erwarten ist. Daher empfehlen wir fast immer eine langfristige Weiterbehandlung. An oberster Stelle der Empfehlungen steht dabei sicherlich die Aufnahme einer ambulanten Psychotherapie. Daneben raten wir – analog zur Psychotherapeutensuche –, eine langfristige vertrauensvolle Beziehung zu einem Hausarzt zu entwickeln, der im Sinne einer Gatekeeper-Funktion auch die weitere (fach)ärztliche Anbindung (z. B. Psychiater, Neurologe, Gastroenterologe) mit dem Patienten koordiniert. Therapieformen, welche Patienten in der multimodalen Therapie als hilfreich erlebt haben, können teilweise weitergeführt werden.

In manchen Fällen kann jedoch auch ein anderes spezialisiertes stationäres Angebot sinnvoll sein – vor oder nach spezialisierter Behandlung funktioneller Körperbeschwerden/somatischer Belastungsstörung. Wir denken dabei beispielsweise an eine stationäre Traumatherapie bei einer komorbiden (k)PTBS, spezialisierte stationäre Essstörungsbehandlung oder Settings mit einem Fokus auf Persönlichkeitsstörungen (z. B. stationäre Schematherapie, DBT-Therapie). Hierbei empfehlen wir immer eine Therapiepause von mindestens einigen Wochen, um den negativen Konsequenzen dauerhafter Krankenhausbehandlung vorzubeugen. Die stationsäquivalente psychiatrische Behandlung kann hierbei im Einzelfall eine sinnvolle Alternative darstellen.

Einen Sonderfall stellt die akute Verlegung auf eine geschlossene psychiatrische Station bei akuter Selbst- oder Fremdgefährdung dar. Ein weiterer Sonderfall ist die Verlegung auf eine somatische Station bei akuten körperlichen Symptomen, die einer besonderen Behandlung oder Überwachung bedürfen, wie etwa bei akutem Herzinfarkt.

In einigen Fällen empfehlen wir auch die Prüfung der Indikation einer Intervallbehandlung, das heißt einer Wiederaufnahme nach einer Pause von einigen Monaten bis zu 1–2 Jahren. Dies kann indiziert sein, wenn Patienten mit komplexem Krankheitsgeschehen von der mehrwöchigen Therapie und Herausnahme aus dem sozialen Umfeld gut profitieren konnten, ihre Therapieziele jedoch noch nicht vollständig erreicht haben. Ein Beispiel wäre eine Patientin mit funktioneller Bewegungs- und Schmerzstörung, bei der im ersten Aufenthalt der Fokus auf diagnostischer Einordnung und Behandlung einer komorbiden Borderline-Persönlichkeitsstörung lag und bei der nach einem Jahr ambulanter Psycho- und Körpertherapie die Indikation zur erneuten stationären Behandlung mit Fokus auf die Körpersymptome selbst gestellt wird. Wie hier empfiehlt sich grundsätzlich eine ausreichend große Pause zwischen den Aufenthalten, um ein Erproben des Gelernten im Alltag zu ermöglichen, den sozialen Anschluss nicht zu verlieren und

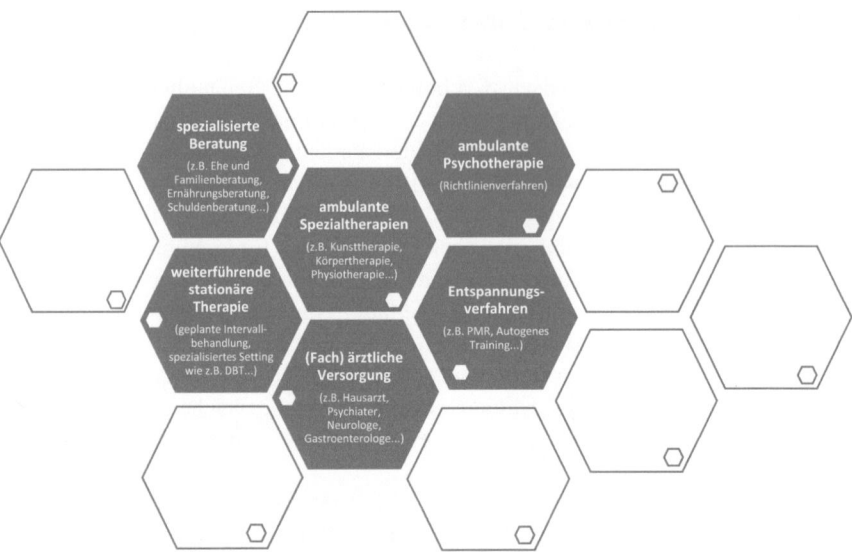

Abb. 4.6 Beispiele für weiterführende Behandlungsoptionen nach einem stationären psychosomatisch-psychotherapeutischen Aufenthalt

einer Identifikation mit der Krankenrolle vorzubeugen. Eine ambulante psychotherapeutische Anbindung bis zum zweiten Aufenthalt ist dabei dringend indiziert.

Einige Beispiele für weiterführende Therapieangebote nach einem stationären Aufenthalt gibt Abb. 4.6.

Einen Überblick über bundesweite telefonische Angebote finden Sie in Abschn. 5.7 (s. Abb. 5.8).

Weiterführende Behandlungsoptionen
- Ambulante psychotherapeutische und hausärztliche Behandlung; hierzu Aufbau einer vertrauensvollen Beziehung zu beiden
- Weiterführende Behandlung nach stationärem Aufenthalt frühzeitig gut anbahnen
- Interdisziplinäre Zusammenarbeit ist auch im ambulanten Setting sinnvoll
- Auch über ambulante Angebote durch Spezialtherapeuten (z. B. Kunsttherapie, Bewegungstherapie) informieren, regelmäßig individuell anpassen

Literatur

Arbeitsgemeinschaft für Methodik und Dokumentation in der Psychiatrie. (2018). *Das AMDP-System: Manual zur Dokumentation psychiatrischer Befunde* (10., korr. Aufl.). Hogrefe.

Arbeitskreis PISO (Hrsg.). (2012). *Somatoforme Störungen: Psychodynamisch-Interpersonelle Therapie (PISO)*. Hogrefe.

Auszra, L., Herrmann, I., & Greenberg, L. S. (2017). *Emotionsfokussierte Therapie: Ein Praxismanual* (1. Aufl.). Hogrefe.

AWMF. (2018). *S3-Leitlinie „Funktionelle Körperbeschwerden"*. https://register.awmf.org/de/leitlinien/detail/051-001. Zugegriffen am 01.08.2024.

Bass, C., & Murphy, M. (1995). Somatoform and personality disorders: Syndromal comorbidity and overlapping developmental pathways. *Journal of Psychosomatic Research, 39*(4), 403–427. https://doi.org/10.1016/0022-3999(94)00157-Z

Bogaerts, K., Van Eylen, L., Li, W., Bresseleers, J., Van Diest, I., De Peuter, S., Stans, L., Decramer, M., & Van Den Bergh, O. (2010). Distorted symptom perception in patients with medically unexplained symptoms. *Journal of Abnormal Psychology, 119*(1), 226–234. https://doi.org/10.1037/a0017780

Bundesinstitut für Arzneimittel und Medizinprodukte. https://www.bfarm.de/DE/Kodiersysteme/Klassifikationen/ICD/ICD-11/uebersetzung/_node.html. Zugegriffen am 01.08.2024.

Carson, A., Stone, J., Hibberd, C., Murray, G., Duncan, R., Coleman, R., Warlow, C., Roberts, R., Pelosi, A., Cavanagh, J., Matthews, K., Goldbeck, R., Hansen, C., & Sharpe, M. (2011). Disability, distress and unemployment in neurology outpatients with symptoms „unexplained by organic disease". *Journal of Neurology, Neurosurgery & Psychiatry, 82*(7), 810–813. https://doi.org/10.1136/jnnp.2010.220640

Caspar, F. (1996). *Beziehungen und Probleme verstehen: Eine Einführung in die psychotherapeutische Plananalyse* (2., überarb. Aufl.). Huber.

Fonagy, P., Gergely, G., Jurist, E. L., & Target, M. (2017). *Affektregulierung, Mentalisierung und die Entwicklung des Selbst* (6. Aufl.). Klett-Cotta.

von Förster, H. (1988). Abbau und Aufbau. In *Lebende Systeme*. Springer.

Freyberger, H. J., Dilling, H., & Weltgesundheitsorganisation. (Hrsg.). (2019). *Taschenführer zur ICD-10-Klassifikation psychischer Störungen* (9. Aufl.). Hogrefe.

Gendlin, E. T. (1981). *Focusing* (2. Aufl.). Bantam Books.

Gierk, B., Kohlmann, S., Kroenke, K., Spangenberg, L., Zenger, M., Brähler, E., & Löwe, B. (2014). The Somatic Symptom Scale-8 (SSS-8): A brief measure of somatic symptom burden. *JAMA Internal Medicine, 174*, 399–407. https://doi.org/10.1001/jamainternmed.2013.12179

Gräfe, K., Zipfel, S., Herzog, W., & Löwe, B. (2004). Screening psychischer Störungen mit dem „Gesundheitsfragebogen für Patienten (PHQ-D)". *Diagnostica, 50*, 171–181. https://doi.org/10.1026/0012-1924.50.4.171

Güney, Z. E., Sattel, H., Witthöft, M., & Henningsen, P. (2019). Emotion regulation in patients with somatic symptom and related disorders: A systematic review. *PLOS One, 14*(6), e0217277. https://doi.org/10.1371/journal.pone.0217277

Hayes, S. C., Strosahl, K. D., & Wilson, K. G. (1999). *Acceptance and commitment therapy: An experiential approach to behavior change*. Guilford Press.

Henningsen, P., Zimmermann, T., & Sattel, H. (2003). Medically unexplained physical symptoms, anxiety, and depression: A meta-analytic review. *Psychosomatic Medicine, 65*(4), 528–533. https://doi.org/10.1097/01.PSY.0000075977.90337.E7

Henningsen, P., Gündel, H., Kop, W. J., Löwe, B., Martin, A., Rief, W., Rosmalen, J. G. M., Schröder, A., Van Der Feltz-Cornelis, C., & Van Den Bergh, O. (2018). Persistent physical symptoms as perceptual dysregulation: A neuropsychobehavioral model and its clinical implications. *Psychosomatic Medicine, 80*(5), 422–431. https://doi.org/10.1097/PSY.0000000000000588

Heuninckx, S., Wenderoth, N., & Swinnen, S. P. (2008). Systems neuroplasticity in the aging brain: Recruiting additional neural resources for successful motor performance in elderly persons. *The Journal of Neuroscience, 28*(1), 91–99. https://doi.org/10.1523/JNEUROSCI.3300-07.2008

Kabat-Zinn, J. (2013). *Gesund durch Meditation: Das vollständige Grundlagenwerk zu MBSR* (H. Kappen, Übers.). O.W. Barth.

Kaluza, G. (2023). *Stressbewältigung: Das Manual zur psychologischen Gesundheitsförderung* (5. Aufl.). Springer.

Kanfer, F. H., Reinecker, H., & Schmelzer, D. (2012). *Selbstmanagement-Therapie. Ein Lehrbuch für die klinische Praxis* (5. Aufl.). Springer. https://doi.org/10.1007/978-3-642-19366-8

Lehnen, N., Schröder, L., Henningsen, P., Glasauer, S., & Ramaioli, C. (2019). Deficient head motor control in functional dizziness: Experimental evidence of central sensory-motor dysfunction in persistent physical symptoms. *Progress in Brain Research, 249*, 385–400. https://doi.org/10.1016/bs.pbr.2019.02.006

Linehan, M. (1996). *Trainingsmanual zur dialektisch-behavioralen Therapie der Borderline-Persönlichkeitsstörung.* CIP-Medien.

Löwe, B., Spitzer, R. L., Williams, J. B. W., Mussell, M., Schellberg, D., & Kroenke, K. (2008). Depression, anxiety and somatization in primary care: Syndrome overlap and functional impairment. *General Hospital Psychiatry, 30*(3), 191–199. https://doi.org/10.1016/j.genhosppsych.2008.01.001

Nielsen, G., Stone, J., Matthews, A., Brown, M., Sparkes, C., Farmer, R., Masterton, L., Duncan, L., Winters, A., Daniell, L., Lumsden, C., Carson, A., David, A. S., & Edwards, M. (2015). Physiotherapy for functional motor disorders: A consensus recommendation. *Journal of Neurology, Neurosurgery & Psychiatry, 86*(10), 1113–1119. https://doi.org/10.1136/jnnp-2014-309255

Prochaska, J. O., & DiClemente, C. C. (1983). Stages and processes of self-change of smoking: Toward an integrative model of change. *Journal of Consulting and Clinical Psychology, 51*(3), 390–395. https://doi.org/10.1037/0022-006X.51.3.390

Regnath, F., Biersack, K., Schröder, L., Stainer, M.-C., Von Werder, D., Pürner, D., Haslinger, B., & Lehnen, N. (2024). Experimental evidence for a robust, transdiagnostic marker in functional disorders: Erroneous sensorimotor processing in functional dizziness and functional movement disorder. *Journal of Psychosomatic Research, 183*, 111694. https://doi.org/10.1016/j.jpsychores.2024.111694

Richardson, M., Isbister, G., & Nicholson, B. (2018). A novel treatment protocol (Nocebo Hypothesis Cognitive Behavioural Therapy; NH-CBT) for functional neurological symptom disorder/conversion disorder: A retrospective consecutive case series. *Behavioural and Cognitive Psychotherapy, 46*(4), 497–503. https://doi.org/10.1017/S1352465817000832

Richardson, M., Cathro, M., & Kleinstäuber, M. (2023). Nocebo Hypothesis Cognitive Behavioural Therapy (NH-CBT) for non-epileptic seizures: A consecutive case series. *Behavioural and Cognitive Psychotherapy, 52*(4), 356–375. https://doi.org/10.1017/S1352465823000565

Roelofs, K., & Spinhoven, P. (2007). Trauma and medically unexplained symptoms. *Clinical Psychology Review, 27*(7), 798–820. https://doi.org/10.1016/j.cpr.2007.07.004

Rogers, C. R. (1957). The necessary and sufficient conditions of therapeutic personality change. *Journal of Consulting Psychology, 21*(2), 95–103. https://doi.org/10.1037/h0045357

Rost, K. M., Akins, R. N., Brown, F. W., & Smith, G. R. (1992). The comorbidity of DSM-III-R personality disorders in somatization disorder. *General Hospital Psychiatry, 14*(5), 322–326. https://doi.org/10.1016/0163-8343(92)90066-J

Rudolf, G. (2021). *Strukturbezogene Psychotherapie (SP): Leitfaden zur psychodynamischen Therapie struktureller Störungen. Unter Mitarbeit von L. Hauten und J. Ehrenthal* (4., akt. u. erw. Aufl., 2020). Schattauer.

Sachse, R. (2013). *Persönlichkeitsstörungen: Leitfaden für die psychologische Psychotherapie* (2. Aufl.). Hogrefe.

Schröder, L., Von Werder, D., Ramaioli, C., Wachtler, T., Henningsen, P., Glasauer, S., & Lehnen, N. (2021). Unstable gaze in functional dizziness: A contribution to understanding the pathophysiology of functional disorders. *Frontiers in Neuroscience, 15*, 685590. https://doi.org/10.3389/fnins.2021.685590

Schröder, L., Regnath, F., Glasauer, S., Hackenberg, A., Hente, J., Weilenmann, S., Pohl, D., Von Känel, R., & Lehnen, N. (2022). Altered sensorimotor processing in irritable bowel syndrome: Evidence for a transdiagnostic pathomechanism in functional somatic disorders. *Frontiers in Neuroscience, 16*, 1029126. https://doi.org/10.3389/fnins.2022.1029126

Seewald, A., & Rief, W. (2024). Therapist's warmth and competence increased positive outcome expectations and alliance in an analogue experiment. *Psychotherapy Research, 34*(5), 663–678. https://doi.org/10.1080/10503307.2023.2241630

Stief, L., Sattel, H., Paschinger, K., & Schaeflein, E. (in press). *Safe and Soothed – a Randomised Clinical Pilot Study on the Subjective and Psychophysiological Impact of a New Physiotherapeutic Intervention in Patients With Dissociative Disorders.* BJPsych Open.

Stolze, H. (Hrsg.). (2002). KBT Die Konzentrative Bewegungstherapie: Grundlagen und Erfahrungen (3., ergänz. Aufl.). Springer . https://doi.org/10.1007/978-3-642-59409-0

Stortenbeker, I., Stommel, W., Van Dulmen, S., Lucassen, P., Das, E., & Olde Hartman, T. (2020). Linguistic and interactional aspects that characterize consultations about medically unexplained symptoms: A systematic review. *Journal of Psychosomatic Research, 132*, 109994. https://doi.org/10.1016/j.jpsychores.2020.109994

Tesarz, J., Leisner, S., Gerhardt, A., Janke, S., Seidler, G. H., Eich, W., & Hartmann, M. (2014). Effects of Eye Movement Desensitization and Reprocessing (EMDR) treatment in chronic pain patients: A systematic review: Systematic review: EMDR in chronic pain. *Pain Medicine, 15*(2), 247–263. https://doi.org/10.1111/pme.12303

Timmer, B., Bleichhardt, G., & Rief, W. (2006). Importance of Psychotherapy motivation in patients with somatization syndrome. *Psychotherapy Research, 16*(3), 348–356. https://doi.org/10.1080/10503300500485292

Toussaint, A., Murray, A., Voigt, K., Herzog, A., Gierk, B., Kroenke, K., Rief, W., Henningsen, P., & Löwe, B. (2016). Development and validation of the Somatic Symptom Disorder – B Criteria Scale (SSD-12). *Psychosomatic Medicine, 78*, 5–12.

Van Den Houte, M., Bogaerts, K., Van Diest, I., De Bie, J., Persoons, P., Van Oudenhove, L., & Van Den Bergh, O. (2018). Perception of induced dyspnea in fibromyalgia and chronic fatigue syndrome. *Journal of Psychosomatic Research, 106*, 49–55. https://doi.org/10.1016/j.jpsychores.2018.01.007

Weinreich Petersen, M., Wisbech Carstensen, T. B., Frostholm, L., Bro Wellnitz, K., Ørnbøl, E., Tandrup Lamm, T., Meinertz Dantoft, T., Falgaard Eplov, L., Jørgensen, T., & Fink, P. (2022). Neuroticism and adverse life events are important determinants in functional somatic disorders: The DanFunD study. *Scientific Reports, 12*(1), 19604. https://doi.org/10.1038/s41598-022-24213-6

Yerkes, R. M., & Dodson, J. D. (1908). The relation of strength of stimulus to rapidity of habit-formation. *Journal of Comparative Neurology and Psychology, 18*(5), 459–482. https://doi.org/10.1002/cne.920180503

5 Typische Probleme in der Behandlung und Empfehlungen zum Umgang

Wir haben Ihnen bereits einen prototypischen Verlauf, wie wir ihn in der Behandlung von Patienten mit somatischer Belastungsstörung und funktionellen Körperbeschwerden erleben, dargestellt. Im Folgenden möchten wir Ihnen spezielle Situationen vorstellen, die uns in Supervision und Behandlung von Patienten mit funktionellen Körperbeschwerden im Rahmen dieses Verlaufs häufiger begegnen oder die wir besonders herausfordernd finden.

Es sei darauf hingewiesen, dass die Beispieldialoge oftmals eine verkürzte und gestraffte Darstellung von in der Realität länger dauernden therapeutischen Prozessen abbilden. Dies ist didaktischen Aspekten geschuldet und soll die Lesbarkeit der Dialoge erleichtern.

5.1 Diagnostik und Diagnosevermittlung

Wunsch nach wiederholter somatischer Abklärung

Eine häufige Schwierigkeit im Rahmen der Diagnostik von funktionellen Körperbeschwerden stellt der Wunsch nach wiederholter (fach-)ärztlicher diagnostischer Einordnung dar. Die Symptomatik ist nicht selten mit einer großen Verunsicherung und negativen Befürchtungen verknüpft. Vorausgegangene Arztkontakte wurden oftmals als unbefriedigend und frustrierend erlebt. Die erhoffte Erleichterung durch die Rückversicherung des Mediziners hält meist nur kurz an, wenn sie denn überhaupt eintritt. So ist es nachvollziehbar, dass der Wunsch nach einer eindeutigen, schlüssigen Erklärung für die Beschwerden und einem klaren Behandlungskonzept zunächst unbefriedigt bleibt und weiter medizinische Untersuchungen in Anspruch genommen werden.

Begibt sich der Patient dann (oft nach vielen Jahren Leidensweg) in eine psychosomatisch-psychotherapeutische Behandlung, bleibt der Wunsch nach organphysiologischer Diagnostik oder invasiven Behandlungsmethoden (bis hin zu Amputationswünschen) erstmal bestehen und wird gegenüber dem Behandler zum Ausdruck gebracht. Patienten mit besonders starrem, organphysiologischem Krankheitsmodell werden oft als „somatisch fixiert" betitelt. Wir sehen diesen Ausdruck kritisch, da den Betroffenen auf diese Weise eine unverrückbare, fixe Idee unterstellt wird und eine Vermittlung eines alternativen Erklärungsmodells nahezu unmöglich wird. Wir gehen hingegen davon aus, dass eine verständliche Wissensvermittlung über aktuelle neurowissenschaftliche Erkenntnisse zur Entstehung funktioneller Körperbeschwerden regelhaft Offenheit für ein psychosomatisch-psychotherapeutisches Behandlungskonzept schaffen kann.

Anschauliche Informationen zur Wissensvermittlung finden sich auch in Creed et al. (2011); Fink & Rosendal (2015); Hausteiner-Wiehle & Henningsen (2018); Kleinstäuber et al. (2018); Popkirov (2024) und Toussaint & Herzog (2020).

Herr R., Xander (m 25)
- P: „Ich bin mir nicht so sicher, ob ich hier richtig bin! Ich war zwar in verschiedenen neurologischen Praxen, bei HNO-Ärzten und Internisten, aber die haben mich alle recht schnell abgespeist. Ich habe mal im Internet recherchiert und gelesen, dass es da noch einige Untersuchungen gibt, die bis jetzt noch gar nicht gemacht wurden!"
- Th: „Sie haben sich gut informiert und sich eine Zweitmeinung nach dem ersten Arztkontakt eingeholt. Das zeigt mir, wie sehr Sie unter Ihren Beschwerden leiden und dass diese Ihnen auch ordentlich Sorgen bereiten, oder?" (Validieren der Echtheit der Beschwerden, des Leidensdrucks und der Angst des Patienten)
- P: „Ja, klar. Ich bin jung und jetzt schon so ein körperliches Wrack!"
- Th: „Ja, Sie sind jung und es nicht fair, dass Sie nicht mehr mit Ihren gleichaltrigen Freunden Sport machen können! Ich habe in den Vorberichten neben den neurologischen Befunden auch von Ihrem angeborenen Herzfehler gelesen. (Signalisieren, dass Vorbefunde bekannt sind und ihre Bedeutung ernst genommen wird) Inwieweit hat dies Ihre Einstellung zu Ihrem Körper und zu Ihrer Leistungsfähigkeit beeinflusst?" (Erhebung der „Körperbiografie")
- P: „Naja, eigentlich habe ich davon nichts gespürt. Aber ich musste halt immer zu den Kontrolluntersuchungen und mir wurde immer gesagt, dass ich aufpassen muss. Deshalb habe ich mich oft nicht so getraut, mit den anderen Jungs zu rennen. Die Lehrer im Schulsport waren auch immer sichtlich besorgt, haben gesagt, ich soll mal langsam machen. Da habe ich mich schon immer irgendwie wie ein Außenseiter gefühlt, irgendwie schon immer defekt."
- Th.: „Ja, irgendwie schon immer defekt? Ihr Körper ist nicht so leistungsfähig wie der der anderen?" (Anbieten eines Aspektes des Störungsmodells)
- P: „Ja, irgendwie schon!"
- Th: „Herr R., ich verstehe, dass Sie sehr verunsichert sind durch Ihre jetzigen Beschwerden und sich eine umfassende diagnostische Abklärung wünschen. Es scheint so, dass Ihr Vertrauen in Ihren Körper durch Ihre Herzerkrankung bereits

früh erschüttert wurde. Wir wissen außerdem, dass sich unser Körpererleben immer zusammensetzt aus Informationen, die aus unserem Körper kommen, aber auch aus Erwartungen, geprägt von Vorerfahrungen, die wir mit unserem Körper gemacht haben. (Vermittlung eines Störungsmodells unter Einbezug aktueller neurowissenschaftlicher Konzepte) Daher wollen wir hier zusammen darauf achten, dass wir an körperlicher Abklärung nichts verpassen, aber Ihrem Gehirn auch die Chance geben, innere Erwartungen zu verändern und durch verschiedene Therapien Ihre Beschwerden etwas zu lindern. (Erläuterung unseres Therapieansatzes auf Grundlage des Störungsmodells) Können Sie sich auf diesen Versuch einlassen?" (Konsens über das Behandlungskonzept einholen)
- P: „Ja, das macht schon irgendwie Sinn. Aber jetzt habe ich ja keine Herzbeschwerden, sondern wahrscheinlich was Neurologisches. Was ist, wenn das immer schlimmer wird und man irgendwann nichts mehr machen kann, wenn man die Ursache nicht frühzeitig findet? (Ängste und Befürchtungen werden zum Ausdruck gebracht) Weitere Untersuchungen würden mich da schon beruhigen!"
- Th.: „Das sind sehr verunsichernde Erfahrungen, wenn Ärzte einen wegschicken, weil sie nichts gefunden haben, oder?" (Validieren der Ängste)
- P.: „Ja, schon! Ich will ja nur wissen, was los ist!"
- Th.: „Nun haben wir uns Ihre Vorbefunde gründlich angesehen und dabei auch festgestellt, dass wir eine neurologische Erkrankung mit großer Wahrscheinlichkeit ausschließen können. Unsere Erfahrung (Verweis auf fachliche Kompetenz, Sicherheit geben) zeigt außerdem, dass die häufige Rückversicherung durch wiederholte Arztkontakte Ihr Leiden eher schlimmer macht: Sie werden im Verlauf immer abhängiger von der Beruhigung durch Ärzte, welche jedoch in der Regel nur kurz anhält. Außerdem nimmt die Krankheit durch ständige Arztkontakte einen immer größeren Raum in Ihrem Leben ein. Mit der Zeit wird es Ihnen immer schwerer fallen, sich selbst zu beruhigen und harmlose von schwerwiegenden Symptomen angemessen zu unterscheiden. Unsere Patienten berichten zudem häufig, dass unterschiedliche Ärzte ähnliche Ergebnisse unterschiedlich kommunizieren, was zu noch mehr Verunsicherung und Frust führen kann. Sie sehen, es gibt, neben dem zeitlichen Aufwand, eine ganz Menge langfristig ungünstiger Folgen von häufigen Arztkontakten, die wir Ihnen gerne ersparen würden." (Aufzeigen der Negativspirale durch wiederholte ärztliche Abklärung)
- P.: „Mhm, ja. Viel Zeit und Aufwand war das schon in den letzten Monaten!" (Patient fühlt sich in seiner Lebensrealität gesehen)
- Th.: „Ja, und eine weitere neurologische Abklärung ist aus unserer Sicht derzeit nicht indiziert. (Fachliche Klarheit zeigen) Eine kleine Restunsicherheit, einen organmedizinischen Befund übersehen zu haben, bleibt immer. Das ist so in der Medizin. Ich möchte Ihnen anbieten, dass wir das zusammen aushalten und Strategien im Umgang damit erarbeiten. (Gemeinsam der Realität ins Auge sehen) Sind Sie damit einverstanden?"
- P.: „Ja, ganz überzeugt bin ich noch nicht. Aber ich kann es in den nächsten Wochen versuchen!"

Im Fall von Herrn R. wurde die große Verunsicherung und der Wunsch nach erneuter neurologischer Abklärung deutlich. Eine Zusammenfassung der angewandten therapeutischen Interventionen im Umgang damit finden Sie am Ende dieses Abschnittes. Im nächsten Fall zeigen wir Ihnen, wie sich der Zweifel am Behandlungskonzept und der Wunsch nach mehr somatischer Diagnostik vor dem Hintergrund einer anderen Persönlichkeitsstruktur zeigen könnte.

Herr Y., Vinzent (m 29)
- P.: „Boah, diese Durchfälle machen mich wirklich fertig! Da kann mir Quatschen in der Psychotherapie auch nicht helfen. Ich krieg ja schon die Krise, wenn die hier zum Frühstück wieder einen Korb helle Brötchen auf den Tisch stellen. Wenn ich das esse, ist der restliche Tag für mich gelaufen. Kann ich denn hier nicht nochmal eine anständige Untersuchung von Ihren Gastro-Spezialisten haben? Sie sind doch eine Uni-Klinik, oder nicht?"
- Th.: „Puh, was Sie da beschreiben, hört sich echt anstrengend und quälend an. Sie bemerken, dass die Durchfälle v. a. nach dem Verzehr von glutenhaltigen Lebensmitteln kommen, richtig? In den Vorbefunden habe ich aber bislang keine Abklärung bzgl. einer Zöliakie gesehen. Wie kommt das?" (Validieren, ernst nehmen und aufrichtiges Interesse signalisieren)
- P.: „Ja, die wissen halt auch alle nicht, was sie machen sollen. Und es ist ja auch immer was anderes. Anfangs dachte ich, es ist die Milch. Jetzt denke ich eher, dass es Weizen ist."
- Th.: „Das ist eine gute Beobachtung. Dann würde ich vorschlagen, dass wir dem diagnostisch nachgehen und wir bis dahin noch ein Medikament gegen die Durchfälle ausprobieren. Dieses Medikament wird auch von der deutschen Leitlinie bei Reizdarm empfohlen, wenn, wie bei Ihnen, Durchfälle im Vordergrund stehen. Ist das in Ihrem Interesse?" (Neue Erfahrung ermöglichen, nicht vorschnell abgewiesen zu werden; Perspektiven aufzeigen; professionelle, leitliniengerechte Therapie der Körperbeschwerden)
- P.: „Ja, ich habe zwar schon viel probiert und nichts hat geholfen. Und ich hätte auch echt keine Lust den Rest meines Lebens auf Pasta und Brot verzichten zu müssen. Aber wenn es mich mit dem Mist hier irgendwie weiterbringt …"

[Einige Tage später: Der Verdacht der Zöliakie hat sich nicht bestätigt]

- Th.: „Jetzt hat sich zum Glück Ihre Vermutung mit der Glutenunverträglichkeit nicht bestätigt. Wie geht es Ihnen damit?"
- P.: „Naja, hab' ich mir irgendwie schon gedacht. So richtig konnte ich die Beschwerden durch Getreideprodukte auch nicht mehr verschlimmern oder gar auslösen. Aber ich wüsste schon gerne, was ich habe. Normal ist das nicht! Die sollen mich nochmal richtig untersuchen. Nicht nur einen so popeligen Test, sondern mal gründlich!" (Verunsicherung und Wunsch nach Abklärung bleibt)
- Th.: „Es ärgert Sie, dass selbst die Experten bislang keine einleuchtende Erklärung für Ihre Verdauungsbeschwerden haben. Das kann ich gut verstehen, würde mir vermutlich auch so gehen. (Validieren des Gefühls) Nun wissen wir aus der

Forschung, dass Körperbeschwerden nicht allein Ausdruck von einer Schädigung oder Krankheit im betroffenen Organ, bei Ihnen dem Darm, sind. Vielmehr setzen sich diese Beschwerden zusammen aus Informationen aus dem Organ und unseren Erwartungen und Vorerfahrungen mit diesem Körperbereich. Zudem können Faktoren wie stressige Lebensphasen oder soziale Konflikte eine Rolle spielen. Das alles zusammen führt dann zu den Beschwerden, und es lässt sich auch nicht mehr aufdröseln, was nun wie stark ursächlich ist. (Vermittlung des Störungsmodells) Selbst, wenn es eine eindeutige körperliche Diagnose für Ihre Darmbeschwerden gäbe, wäre damit noch lange nicht sichergestellt, dass die Beschwerden mit der Therapie der Krankheit weg wären. (Aufzeigen von Grenzen somatischer Abklärung in Bezug auf funktionelle Körperbeschwerden) Daher würde ich Sie gerne ermutigen wollen, mit einer neugierigen Haltung für Ihren eigenen Körper, gemeinsam mit unserer Unterstützung, zu erforschen, wie Sie selbst Einfluss auf Ihre Durchfälle und Bauchschmerzen nehmen können. (Förderung von Selbstwirksamkeit, Abbau von Abhängigkeit vom Medizinsystem) Außerdem hat sich bei vielen Patienten als hilfreich erwiesen, Arzttermine in festen, regelmäßigen Abständen einzuplanen und nicht immer dann eine Abklärung in die Wege zu leiten, wenn die Symptome wieder schlimmer sind. (Von Erfahrung berichten und damit Sicherheit geben) Das bringt nach unserer Erfahrung etwas Ruhe in Ihr Leben und erleichtert, dass Sie sich hier auf die Therapie und das eigene Erforschen Ihres Körpers einlassen können." (Empfehlung von zeitkontingenter anstatt symptomkontingenter ärztlicher Abklärung)
- P.: „Tja, ich hab' eigentlich schon alles versucht. Denken Sie jetzt, das ist alles die Psyche? Da läuft doch was in meinem Darm falsch, das spüre ich doch!" (Angst vor Stigmatisierung)
- Th.: „Nein, wir denken, dass man Körper und Psyche nicht trennen kann. Alles, was Sie im Alltag wahrnehmen, ist von Sinnesreizen, aber eben auch von Vorerfahrung gefärbt und lässt sich nicht voneinander trennen. Das geht uns allen so. (Psychoedukation und Normalisieren) Und so hängen auch Ihre Bauchbeschwerden von vielen Komponenten wie Nahrungsmitteln einerseits, aber auch Stress, früheren Magen-Darm-Erkrankungen oder Einstellungen zu Körper und Krankheit andererseits ab. (Vermittlung eines biopsychosozialen Modells) Klingt das für Sie einleuchtend?"
- P.: „Ja, hört sich irgendwie logisch an. Wie das jetzt meine Durchfälle wegmachen soll, weiß ich aber noch nicht. Aber ich geb' Ihrer Behandlung hier jetzt einfach mal eine Chance. Ich hab' ja nichts mehr zu verlieren."
- Th.: „Ich freue mich, dass Sie hier sind und sich für eine psychotherapeutische Behandlung entschieden haben!"

In diesen beiden Dialogen wird unsere Grundhaltung, geprägt von Empathie und dem Versuch, in die Realität des Patienten einzutauchen, deutlich. Eine validierende Art der Gesprächsführung halten wir dabei für unabdingbar (s. Validierungsstrategien, Abb. 5.1). Validieren bedeutet, den Gesprächspartner ernst zu nehmen und ihm zu vermitteln, dass seine individuelle emotionale Reaktion auf die Umwelt

V1	Ungeteilte Aufmerksamkeit, Interesse, Akzeptanz	Therapeut hört genau zu, achtet auf Körpersprache
V2	Intermodale Kommunikation (z.B. Emotion → Emotion)	P: „Das ist doch unfair! Ich bin so sauer!" Th: „Das macht Sie so richtig wütend!"
V3	Crossmodale Kommunikation (z.B. Kognition → Emotion)	P: „Ich habe gedacht, das darf doch alles nicht wahr sein!" Th.: „Sie waren richtig verzweifelt und sauer!"
V4	Validierung in Bezug auf Biografie	P: „Ich hätte ihr am liebsten die Tür vor der Nase zugeknallt und wäre weggelaufen!" Th: „Das ist das Verhalten, das Sie von Ihren Eltern so gut kennen, oder? Das ist vor dem Hintergrund Ihrer schlimmen Erfahrungen so verständlich, dass das Ihr erster Impuls ist!"
V5	Validierung in Bezug auf gegenwärtigen subjektiven Kontext	P: „Dieser Schwindel macht mich fertig! Ich bin inzwischen richtig verzweifelt!" Th: „Das ist so verständlich, dass Sie sich hilflos und verzweifelt fühlen! Gut, dass Sie hier sind und wir gemeinsam daran arbeiten können!"
V6	Radikale Echtheit	P: „Das hat mich so aufgeregt! Ich war richtig wütend!" Th: „Ja, das verstehe ich. Das wäre mir auch so ergangen!"

Abb. 5.1 Validierungsstrategien V1-V6. (Sutor, 2022)

richtig und stimmig ist. Viele psychische Probleme haben ihren Ursprung in invalidierenden Beziehungserfahrungen in der Kindheit, weshalb wir eine korrigierende Erfahrung in der therapeutischen Beziehung für wichtig und heilsam halten.

Gleichzeitig wollen wir in den beiden Dialogen auch aufzeigen, dass eine klare fachliche Haltung wichtig ist und dem Patienten die Sicherheit vermitteln soll, dass alle medizinisch notwendigen Schritte, wenn indiziert, zur richtigen Zeit eingeleitet werden. Es ist uns wichtig, Patienten ein Krankheitsmodell zu vermitteln, das dem aktuellen neurowissenschaftlichen Forschungsstand entspricht und Stigmatisierung von Betroffenen abbauen kann.

Exkurs: Sprache in der körperlichen Untersuchung
Da sich dieses Buch nicht nur an psychologische Psychotherapeuten sondern auch an ärztliche Kollegen richtet, wollen wir einige Worte zur Verwendung von Sprache während der körperlichen Untersuchung verlieren:

Aus der Placebo- und Nocebo-Forschung wissen wir, dass Worte Erwartungen wecken und den Krankheitsverlauf sowohl positiv als auch negativ beeinflussen können (Colloca, 2024; Häuser et al., 2012). Negativsuggestionen sind im klinischen Alltag häufig. Beispiele dafür sind etwa unbeabsichtigte Verunsicherungen (z. B. „Probieren wir mal das. Vielleicht hilft das."), Verwendung von Fachjargon (z. B. „Dann hole ich jetzt noch was aus dem Giftschrank. Dann können wir anfangen.") oder negative Suggestionen (z. B. „Damit Sie das aushalten, müssen wir …") (Hansen, 2011). Auch die Art und Weise, wie Untersuchungsergebnisse formuliert werden, hat einen Einfluss auf die weitere Krankheitsentwicklung. Patienten mit funktionellen Körperbeschwerden sind ohnehin meist stark verunsichert, was ihre Beschwerden anbelangt und bedürfen daher umso mehr einer sensiblen, positiven Kommunikation, die nicht noch mehr Ängste weckt, als ohnehin schon vorhanden sind (Stortenbeker et al., 2018).

Unsere Empfehlung ist daher, Positivsuggestionen während der medizinischen Untersuchung bewusst einzusetzen und angstmachende Formulierung zu vermeiden. Beispiele dafür sind: „Ich kann hören, dass Ihr Herz regelmäßig und rhythmisch schlägt." anstatt Formulierungen wie „Wir konnten bei der Untersuchung nichts finden!". Auch viele erwartbare medizinische Befunde können Patienten verunsichern. Daher ist eine Formulierung besser, die betont: „Es ist bei Menschen Ihres Alters zu erwarten, dass sich da kleine Auffälligkeiten bei der Untersuchung Ihrer Wirbelsäule finden werden" anstatt Patienten mit zahlreichen, letztlich nicht richtungsweisenden Befunden zu verunsichern.

Umgang mit Wunsch nach somatischer Abklärung
- Validieren der Echtheit der Symptome, des Leidensdrucks und der Ängste; dabei ernst nehmen und aufrichtiges Interesse signalisieren
- Bei medizinischer Untersuchung neutrale Sprache oder Positivsuggestionen verwenden
- Signalisieren, dass Vorbefunde gelesen wurden und ernst genommen werden
- Erhebung der „Körperbiografie" (Vorerfahrungen mit Körper und Krankheit im Laufe der Lebensgeschichte)

- Vermittlung eines Störungsmodells unter Einbezug aktueller neurowissenschaftlicher Konzepte (s. Kap. 2)
- Erläuterung des Therapieansatzes auf Grundlage des Störungsmodells und Konsens über das Behandlungskonzept einholen
- Entstigmatisieren durch Einbeziehen aktueller Forschungsbefunde
- Verweis auf fachliche Kompetenz, Sicherheit geben (Leitlinie zitieren, von Erfahrung berichten)
- Aufzeigen der Negativspirale durch Rückversicherung über wiederholte ärztliche Abklärung (langfristig negative Konsequenzen)
- Förderung von Selbstwirksamkeit und Abbau von Abhängigkeit vom Medizinsystem
- Empfehlung von zeitkontingenter anstatt symptomkontingenter ärztlicher Abklärung
- Gemeinsam (Rest-)Unsicherheit aushalten

Sensible Vermittlung komorbider psychischer Erkrankungen

Wie bereits in Abschn. 4.1 beschrieben, treten funktionelle Körperbeschwerden oft in Kombination mit anderen psychischen Erkrankungen auf. Dabei ist es in der Regel für Behandler nicht schwer, ihre Patienten über das Vorhandensein einer komorbiden Angststörung oder Depression aufzuklären. In den meisten Fällen ist den Patienten dies, wenn auch nicht mit dem dazugehörigen Fachbegriff, in irgendeiner Form bewusst. Anders sieht es da oft bei Persönlichkeits- oder Essstörungen aus. Wir greifen diese beiden Beispiele in diesem Kapitel auf, weil sie im stationären Alltag häufiger vorkommen und unbedingt in den Behandlungsplan mit einbezogen werden müssen. Dafür braucht es aber das Wissen und die Zustimmung des Patienten. Dies stellt Therapeuten oft vor Herausforderungen. Wie es gelingen kann, dass Patienten Diagnosen annehmen können, ohne sich vorschnell „abgestempelt" zu fühlen, soll anhand folgender Beispieldialoge aufgezeigt werden.

Frau Q., Xia (w 33)
- Th: „Frau Q., ich mache mir Sorgen über Ihr niedriges Körpergewicht, das im Bereich des Untergewichtes liegt (BMI 17,3 kg/m^2), und habe gesehen, dass es auch hier bei uns bislang weiter nach unten geht. Wollen wir uns mal Ihr Ernährungstagebuch ansehen, das Sie mitgebracht haben?" (Versuch, durch Selbstbeobachtungsbögen ein „objektiveres" Maß zu generieren)
- P.: „Ja, können wir gerne machen. Ich glaube, ich habe alles notiert, was ich gegessen habe."
- Th.: „Super, danke für Ihre Mühe! Das ist ja viel Aufwand. Ich weiß Ihr Engagement zu schätzen. (Wertschätzung für aktive Therapieteilnahme ausdrücken, positiver Beziehungsaufbau) Dann wollen wir mal einen Blick auf den gestrigen

5.1 Diagnostik und Diagnosevermittlung

Tag werfen: Da sehe ich, dass Sie das Abendessen ausfallen haben lassen. Wie kam das?" (Interesse zeigen, vertiefte Exploration)
- P.: „Irgendwie habe ich das Mittagessen schon wieder nicht vertragen. Oder der Milchkaffee am Nachmittag war keine gute Idee. Obwohl ich ihn eh extra immer mit Hafermilch trinke. Aber trotzdem hatte ich wieder so ein Grummeln im Bauch. Da wollte ich abends lieber nichts essen."
- Th.: „Mhm, da waren die Beschwerden wieder da und Sie hatten Angst, dass Sie es nur verschlimmern, wenn Sie etwas essen. (Paraphrasieren) Mir fällt außerdem auf, dass es eine recht begrenzte Zahl an Lebensmitteln gibt, die Sie in der letzten Woche gegessen haben. Da sehe ich oft gekochte Karotten, Reiswaffeln und Kaffee mit Hafermilch. Ist das zuhause auch so? Sie verzichten auf viele Lebensmittel, richtig?" (Behutsame Konfrontation mit stark restriktivem Essverhalten)
- P.: „Ja, das sind die Dinge, mit denen ich mich sicher fühle!"
- Th.: „Ah, wenn Sie das essen, sind die Beschwerden nicht so schlimm. (Empathisches Einfühlen in Erleben und Gedanken der Patientin) Wie machen Sie das, wenn Sie mit Ihrem Partner essen? Oder bei Einladungen?" (Exploration der persönlichen und sozialen Einschränkungen durch das Essverhalten)
- P.: „Zuhause ist das kein Problem: Mein Freund weiß ja Bescheid und dann isst eben jeder etwas anderes. Der kauft inzwischen auch selbst für sich ein, weil der natürlich nicht von meinen Reiswaffeln satt wird. (Patientin lacht) Aber Einladungen sind wirklich ein Problem geworden. Am Anfang dachte ich noch, ich will keine Umstände machen. Aber dann ging es mir danach immer so schlecht mit dem Bauch. Es ist aber schon auch immer irgendwie blöd, wenn ich mein eigenes Zeug mitbringen. Die Gastgeber haben sich ja Mühe gegeben. Deshalb vermeide ich so was eigentlich eher und schlage vor, dass wir uns irgendwo treffen, wo Essen keine so große Rolle spielt. Naja, ehrlich gesagt, bin ich in den letzten Monaten nicht mehr so viel aus dem Haus gegangen und war eigentlich meistens im Home-Office. (Hinweis auf soziale und berufliche Einschränkungen durch das restriktive Essverhalten) Da kann ich das mit dem Essen so machen, wie es für mich passt."
- Th.: „Das heißt, Ihre aktuelle Ernährung (nicht nur die Bauchschmerzen!) hat dazu geführt, dass Sie sich sehr zurückgezogen haben und an vielen Aktivitäten nicht mehr teilhaben konnten, die Ihnen früher Spaß gemacht habe. Und ins Büro sind Sie eigentlich auch kaum noch gegangen. Ist das so?" (Konfrontation mit Einschränkungen durch Essverhalten)
- P.: „Ja, das war schon so. Mal unbeschwert mit Freunden auswärts was Essen gehen ist nicht mehr einfach so drin." (Patientin zeigt traurige Mimik)
- Th.: „Hmm, das macht Sie traurig, oder?" (Empathisches Vermuten, validieren)
- P.: „Ja, ist schon echt schade und vermisse ich auch!"
- Th.: „Ja, da ist in den letzten Monaten etwas verloren gegangen, was Ihnen eigentlich guttut. (Validieren) Wie geht es Ihnen mit der Gewichtsabnahme? (Konfrontation damit, dass restriktives Essverhalten zu unzureichender Kalorienzufuhr führt) Haben Sie früher in Ihrem Leben schon einmal so wenig ge-

wogen?" (Exploration der Gewichtskurve über Lebensspanne als diagnostische Information bzgl. Vorliegen einer Essstörung in der Vorgeschichte)
- P.: „Nein, seit ich erwachsen bin habe ich noch nie so wenig gewogen. Aber es gab natürlich immer Schwankungen. So mit 19 Jahren habe ich mal fast 20 kg mehr gewogen als jetzt. Da habe ich, glaube ich, meinen damaligen Liebeskummer mit Fastfood kompensiert."
- Th.: „Hatten Sie in dieser Zeit manchmal Essanfälle, in denen Sie in kurzer Zeit deutlich größere Kalorienmengen gegessen haben, als das die meisten Menschen in der gleichen Zeit tun würden?" (Ausschluss früherer Essanfälle im Rahmen einer Binge-Eating-Störung oder Bulimie)
- P.: „Nein, das würde ich nicht sagen. Ich war halt viel mit meinen Mädels unterwegs, und da haben wir uns oft bei Fastfoodketten was geholt und dazwischen halt viel Süßkram. Aber Essanfälle würde ich das nicht nennen, nein. Meine Stiefmutter hat mich da aber schon oft blöd angemacht, dass ich mich mal zusammenreißen soll, weil ich so sonst nie einen Mann abbekomme und so."
- Th.: „Das muss Sie sehr verletzt haben! (Empathisches Vermuten, validieren) Haben denn Gewicht, Figur und Essen in Ihrer Familie eine größere Rolle gespielt?" (Exploration möglicher internalisierter Einstellungen zu Körperschema und Essverhalten)
- P.: „Ja, auf jeden Fall. Meine Stiefmutter kam ja in die Familie, als ich fünf war. Bei der war das irgendwie ständig Thema. Die hat eigentlich immer gefastet und war immer klapperdürr. Bis heute eigentlich. Ganz normal ist das nicht. Und mein Papa hat auch ständig über dicke Leute gelästert. Dass die sich nicht unter Kontrolle haben und so."
- Th.: „Was hat das mit Ihnen als kleines Mädchen und später als junge Frau gemacht?" (Weitere Exploration internalisierter Einstellungen zu Essen und Gewicht)
- P.: „Naja, ich wollte schon gerne so eine zarte Elfe wie in den Märchenbüchern sein und von meinen Eltern nicht auch für dick und unkontrolliert und faul gehalten werden. Als Teenager war mir das irgendwie egal, fast so als hätte ich dann mit der Gewichtszunahme rebelliert. Aber irgendwie merke ich schon, dass da noch was in mir steckt. Wenn ich jetzt dick wäre, würde ich mich, glaube ich, schon unwohl fühlen und mich fragen, was andere über mich denken."
- Th.: „Ob andere Sie dann für zügellos und faul halten würden?" (Explizit machen von internalisierten (Eltern-)Botschaften zu Körper und Gewicht)
- P.: „Ja, schon."
- Th.: „Haben Sie denn in der Vergangenheit oder auch in letzter Zeit manchmal Maßnahmen ergriffen, um eine Gewichtszunahme zu verhindern? Ich meine damit exzessiven Sport, langes Fasten oder Erbrechen nach dem Essen?" (Exploration kompensatorischer Maßnahmen)
- P.: „Nein, sowas habe ich nie gemacht. Bewegt habe ich mich schon immer gerne. Aber halt einfach so, weil ich halt gerne Rad fahre und draußen unterwegs bin. Wenn ich nicht gerade mit Bauchweh im Bett liege."

5.1 Diagnostik und Diagnosevermittlung

- Th.: „Ja, verstehe. Und was würden Sie sagen: Welche Rolle spielen heute Gewicht und Ihr Aussehen im Alltag für Sie?" (Ausschluss einer übermäßigen Beschäftigung mit Figur und Aussehen, wie in Anorexia nervosa typisch)
- P.: „Ich finde mich aktuell schon etwas zu dünn. Aber da stresse ich mich jetzt nicht auch noch. Ich wiege mich daheim eigentlich nur alle paar Wochen mal. Die Zahl spielt nicht so eine große Rolle für mich."
- Th.: „Okay. Jetzt haben wir ja am Aufnahmetag darüber gesprochen, dass wir mit Ihnen einen Gewichtsvertag machen, der vorsieht, dass Sie jede Woche zunehmen müssen, damit wir Sie hier gut behandeln können. Wie ist das für Sie?" (Verweis auf Gewichtsvertrag, Exploration von Ängsten vor Gewichtszunahme als diagnostischer Marker für eine Essstörung)
- P.: „Ich will schon zunehmen. Aber ich habe halt Angst vor den Bauchschmerzen. So wie jetzt finde ich mich schon zu dünn. Das sagt auch mein Freund. Aber es ist halt schwirig, weil ich so vieles nicht vertrage."
- Th.: „Das heißt, es macht Ihnen keine Angst, einige Kilogramm in den nächsten Wochen zuzunehmen? Und dafür auch wieder mehr Lebensmittel in Ihren Speiseplan zu integrieren?" (Konkretes Nachfragen bzgl. Angst vor Gewichtszunahme und Exposition mit vermiedenen Lebensmitteln)
- P.: „Das mit dem Zunehmen ist schon okay. Es müssen ja nicht gleich 20 kg sein. Das mit den Lebensmitteln wird schwer, aber ich versuche es."

Einer sensiblen Diagnosevermittlung muss immer ein empathisches diagnostisches Interview vorausgehen, um eine gute Gesprächsgrundlage zu schaffen. Das oben dargestellte Gespräch zielte auf den Ausschluss einer typischen Anorexia und den Ausschluss einer Bulimia nervosa oder Binge-Eating-Störung (aktuell und in der Vergangenheit) ab.

Das Gespräch gab klare Hinweise auf das Vorliegen einer vermeidend-restriktiven Ernährungsstörung (Avoidant-Restrictive Food Intake Disorder, ARFID). Dabei steht nicht die Beschäftigung mit dem Körpergewicht und der Körperform im Vordergrund (wobei dies zumindest in der Herkunftsfamilie immer mal eine Rolle gespielt zu haben scheint). Das Essverhalten führt jedoch durch unzureichende Menge und unzureichende Vielfalt zu einem Gewichtsverlust und persönlichen, sozialen und beruflichen Einschränkungen.

- Th.: „Frau Q., ich möchte heute gerne mit Ihnen darüber sprechen, unter welchen Diagnosen wir Sie hier behandeln, da das auch für die weitere Behandlung in den nächsten Wochen eine wichtige Rolle spielen wird. Ist das in Ordnung, wenn wir uns heute dafür etwas Zeit nehmen?" (Bedeutung der Diagnosen erklären, Konsens einholen)
- P.: „Ja, gerne. Das interessiert mich ja auch, was ich Ihrer Ansicht nach so habe."
- Th.: „Okay., super. Sie haben mir ja im Erstgespräch erzählt, dass Sie mit Ihrer ambulanten Therapeutin bereits über Ihre wiederkehrenden depressiven Symptome und Ihre posttraumatische Belastungsstörung als Folge Ihrer schlimmen Erfahrungen als Kind und Jugendliche gesprochen haben. Zu uns sind Sie ja nun hauptsächlich wegen den Verdauungsbeschwerden gekommen, oder?" (Rück-

versicherung, dass Patientin auf dem gleichen Stand ist und da abgeholt wird, wo sie gerade steht)
- P.: „Ja, das stimmt. Meine Therapeutin meinte, für den Bauch braucht es mal eine stationäre psychosomatische Behandlung. Gerade weil ja auch das Gewicht immer weniger wurde."
- Th.: „Ja. Gut, dass Sie hier sind und sich für eine stationäre Therapie bei uns entschieden haben. (Würdigung der Entscheidung für eine stationäre Therapie, Beziehungsaufbau) Wenn solche lange bestehenden Körperbeschwerden wie bei Ihnen zu viel Leid führen und eigentlich Ihre ganze Aufmerksamkeit im Alltag in Anspruch nehmen, sprechen wir von einer somatischen Belastungsstörung (Fachbegriffe nennen und erklären und damit die Patientin zur Expertin ihrer Erkrankung machen). In diesem Zusammenhang haben wir auch über die Gründe für Ihre Gewichtsabnahme gesprochen. Dabei ist uns ja gemeinsam aufgefallen (Patientin mit ins Boot holen), dass die Zahl der Lebensmittel, die sie noch essen, sehr eingeschränkt ist und nicht ausreicht, um ein gesundes Gewicht zu halten. Außerdem haben Sie mir davon erzählt, dass Sie Ihr derzeitiges Essverhalten in Ihrem Privatleben, aber auch im Job, ziemlich einschränkt. Erinnern Sie sich?" (Diagnosekriterien aufzeigen und Zustimmung für das Vorliegen der Kriterien bei Patientin einholen).
- P.: „Ja, das stimmt. Darüber haben wir gesprochen. ‚Somatische Belastungsstörung' trifft's wohl ganz gut. Das belastet mich alles schon sehr!"
- Th.: „Ja, ich sehe auch, wie sehr Sie darunter leiden! (Patientin ernst nehmen, empathisch begegnen) Was Ihr Essverhalten angeht, kann ich gut nachvollziehen, dass Sie da Ängste vor Ihren Beschwerden entwickelt haben. Wir sprechen dabei von einer vermeidend-restriktiven Ernährungsstörung, weil Sie sich beim Essen sehr einschränken und viele Nahrungsmittel in Ihrem Speiseplan meiden."
- P.: „Aber ich habe doch keine Essstörung. Ich bin doch nicht magersüchtig oder so. Meine Stiefmutter, die kreist immer nur um ihr Äußeres und ihren Körper. Aber so bin ich sicher nicht! Das lasse ich mir nicht unterstellen!" (Patientin reagiert ärgerlich, fühlt sich stigmatisiert)
- Th.: „Nein, so sind Sie ganz bestimmt nicht. Und ich verstehe gut, dass Sie nicht mit Ihrer Stiefmutter in einen „Diagnose-Topf' geworfen werden möchten. (Validieren vor dem Hintergrund der negativen Erfahrungen mit der Stiefmutter) Die Beschäftigung mit Ihrem Äußeren und Ihrem Gewicht spielt keine große Rolle, haben Sie mir berichtet, oder?" (Patientin wieder ins Boot holen)
- P.: „Ja, genau. Deshalb habe ich ja auch keine Essstörung!"
- Th.: „ Das ist ein wichtiges Kriterium für das Vorliegen einer Magersucht, da haben Sie recht. Das haben Sie nicht. Was Sie beschreiben, erfüllt die Kriterien einer vermeidend-restriktiven Ernährungsstörung. Und dieses eingeschränkte Essverhalten verursacht viel Leid in Ihrem Leben. Stimmt das?" (Leidensruck als ein Kriterium für eine störungswertige Diagnose anführen)
- P.: „Ja, das ist so. Früher war schon alles einfacher, als ich noch normal essen konnte."
- Th.: „Und dabei wollen wir Ihnen gerne helfen: Dass alles rund um das Essen wieder ein bisschen einfacher werden kann."
- P.: „Das wäre schön!"

Im oben angeführten Beispiel wird die Vermittlung der Diagnose einer Essstörung (neben der einer somatischen Belastungsstörung) vorgestellt. Noch häufiger treten jedoch komorbide Persönlichkeitsstörungen bei Patienten mit funktionellen Körperbeschwerden auf. In der Regel ist dies den Patienten jedoch nicht bewusst. Da es sich noch immer um eine schwerwiegende Diagnose handelt, die mit vielen Vorurteilen, auch unter professionellen Behandlern, verbunden ist, ist eine sorgfältige Diagnostik und anschließende behutsame Vermittlung der Diagnose relevant. Wir berichten in diesem Buch von Fällen aus der multimodalen stationären Therapie. Dies hat im Gegensatz zur ambulanten Arbeit den Vorteil, dass uns verschiedene Informationsquellen über das Erleben und Verhalten des Patienten zur Verfügung stehen und wir diesen in relativ alltagsnahen Situationen und Interaktionen erleben dürfen. Ein Austausch über verschiedene Eindrücke aus dem Team ist bei Patienten mit einer fraglichen Persönlichkeitsstörung umso relevanter und hilfreicher. Neben der Verhaltensbeobachtung und Informationen aus dem therapeutischen Gespräch und fremdanamnestische Angaben empfehlen wir eine standardisierte Diagnostik, beispielsweise mithilfe des SCID-5-PD-Interviews (Beesdo-Baum et al., 2019). Die Vermittlung der Diagnose einer mittelschweren Persönlichkeitsstörung nach ICD-11 könnte wie folgt aussehen:

Herr Y., Vinzent (m 29)
- Th.: „In der letzten Stunde habe ich ja, nachdem Sie mir den Fragebogen zurückgebracht haben, mit Ihnen ein diagnostisches Interview geführt, das verschiedene Problembereiche in Ihrem Leben abgefragt hat. Da haben Sie mir ja bereits bestätigt, dass Sie sich in einigen Punkten wiederfinden. Solche Interviews helfen uns, noch besser zu verstehen, worunter Sie im Moment leiden, damit wir Ihnen therapeutisch weiterhelfen können." (Hintergrund und Absicht des Interviews erklären, transparentes Vorgehen)
- P.: „Ja, da habe ich mich schon an der ein oder anderen Stelle erkannt."
- Th.: „Sie haben mir in unseren ersten Gesprächen geschildert, dass es Ihnen immer wieder in verschiedenen Lebensbereichen wie z. B. an Ihrem Arbeitsplatz, mit Ihrer Partnerin oder mit Ihren Geschwistern passiert, dass Sie in einen Konflikt geraten. Ist das richtig?" (Bezug nehmen auf diagnostische Hinweise, Konsens einholen)
- P.: „Ja, das stimmt. Aber das ist ja wohl nicht meine Schuld, wenn die sich so unfair verhalten!"
- Th.: (Nicht inhaltlich einsteigen) „Und hier bei uns haben Sie gemerkt, dass es Ihnen gar nicht so leicht fällt, sich an all die vielen Regeln und Vorschriften zu halten, oder? (Therapeutin nimmt Bezug auf eine kleine Auseinandersetzung mit einem Pfleger im morgendlichen Kurzkontakt) Das kennen Sie schon von sich, haben Sie mir erzählt. Stimmt das?" (Immer wieder Konsens einholen, Patienten nicht „verlieren")
- P.: „Ja, da ist halt auch viel Quatsch dabei, den ich echt nicht einsehe. Ich bin doch kein kleiner Schuljunge, dem man die Hausaufgaben ins Heft diktieren muss!"

- Th.: „Als wir über Ihre Lebensgeschichte gesprochen haben, haben wir erarbeitet, dass Sie besonders von Ihrem Vater neben Ihrer großen Schwester, die in der Schule und im Sport so erfolgreich war, immer wieder ziemlich abgewertet wurden und er Ihre Leistungen gar nicht sehen konnte. Da muss in Ihnen ein Gefühl entstanden sein von: ‚Ich bin einfach nicht gut genug.' Das muss Sie verletzt haben." (Empathisches Vermuten).
- P.: [Patient nickt, senkt den Blick]
- Th.: „Jedes Kind braucht, dass man ihm Wertschätzung und Anerkennung zukommen lässt. Das ist Ihnen verwehrt geblieben. Heute geraten Sie immer wieder in Situationen, in denen Sie sich wieder wie der kleine Junge fühlen, der nicht gut genug ist, den man nicht ernst nimmt. Und das ärgert Sie. Ist das ein bisschen so?" (Modell zur Entstehung von Persönlichkeitsstörungen anbieten)
- P.: „Naja, schon. Aber das findet doch keiner gut, wenn man das Gefühl bekommt, die halten einen für bescheuert!"
- Th.: „Ja, jeder möchte gerne auf Augenhöhe behandelt werden. Da haben Sie recht. Ich habe nur die Vermutung, dass diese Alltagssituationen, wie z. B. eine unangemessene Ansage Ihres Chefs, bei Ihnen aufgrund Ihrer ungerechten Erfahrungen in Ihrer Familie wie auf fruchtbaren Boden fallen und damit vielleicht manchmal zu überschießendem Ärger führen. Können Sie damit etwas anfangen?" (Modell zur Entstehung interaktioneller Probleme anbieten)
- P.: „Ja, das stimmt schon. Das sagt meine Freundin auch, dass das oft übertrieben ist, wie ich mich aufrege."
- Th.: „Wenn Menschen in verschiedenen Lebensbereichen aufgrund solcher Erlebens- und Verhaltensmuster immer wieder Probleme bekommen und darunter leiden, sprechen wir in der Psychologie von einer ‚Persönlichkeitsstörung'." (…) (Vereinfachte Definition mit Bezug auf vorher erarbeitetes Muster anbieten und Wort „Persönlichkeitsstörung" einführen)

So oder so ähnlich könnte die Vermittlung der Diagnose einer Persönlichkeitsstörung auf wertschätzende Weise aussehen. Es wird in der Formulierung eines vereinfachten Erklärungsmodells Bezug genommen auf das Modell der doppelten Handlungsregulation nach Rainer Sachse, welches in Abschn. 4.4 näher dargestellt wird.

Zur Vermittlung der genaueren Art der Störung (z. B. dissoziale Persönlichkeitsmerkmale) empfehlen wir, möglichst nahe an den jeweils derzeit gültigen Diagnosekriterien zu bleiben. So kann auf seriöse Weise vermittelt werden, dass es sich nicht um einen persönlichen Eindruck oder gar Vorwurf des Therapeuten handelt, sondern um eine klinisch relevante Diagnose, die offiziell definiert ist, nicht wenige Menschen betrifft, zu Leiden im Patienten führt und behandelbar ist.

Sensible Vermittlung komorbider psychischer Erkrankungen
- Transparentes Vorgehen hinsichtlich diagnostischer Verfahren wie Interviews oder Fragebögen
- Positiver Beziehungsaufbau (z. B. Wertschätzung für aktive Therapieteilnahme ausdrücken, validieren). Achtung: in Form echter Empathie für das Erleben des Patienten und damit keinesfalls manipulativ!
- Nutzen von Selbstbeobachtungsbögen, um ein „objektiveres" Maß zu generieren
- Interesse zeigen, neugierige Haltung in der vertieften Exploration, keine Scheu vor konkreten Nachfragen bei ausweichenden Antworten
- Immer wieder Bezug nehmen auf bereits geäußerte diagnostische Hinweise und Konsens einholen
- Exploration des Leidensdrucks und der Einschränkungen infolge der komorbiden psychischen Störung, ggf. behutsame Konfrontation damit (bewusst machen der negativen Konsequenzen)
- Diagnostische Fragen nahe an Diagnosekriterien als Vorbereitung auf die Vermittlung der vorliegenden komorbiden Störung
- Behutsame Konfrontation mit dysfunktionalem Verhalten (nach vorherigem Beziehungsaufbau)
- Wertschätzende, gut verständliche Erklärungsmodelle anbieten (wenn passend: biografisches Validieren der aktuellen Probleme)
- Fachbegriffe/Diagnosen benennen und erklären und Patienten zum Experten seiner Erkrankung machen
- Zweifel oder Ärger des Patienten ernst nehmen, Patienten mit „ins Boot holen" und Missverständnisse klären

5.2 Motivationsaufbau zur psychosomatisch-psychotherapeutischen Behandlung

Zweifel am Behandlungskonzept

Eine Herausforderung zu Beginn der psychosomatisch-psychotherapeutischen Behandlung sind häufig Zweifel daran, wie denn eine psychotherapeutisch basierte Therapie hilfreich in Bezug auf Körperbeschwerden sein kann. Ein dysfunktionales Narrativ zur eigenen Krankheitsgeschichte (z. B. Defekt infolge einer Impfung) führt zu viel Verunsicherung, wenn Patienten beispielsweise in der stationären Behandlung ihren Therapieplan erhalten und Angebote wie Gruppenpsychotherapie, Kunst- oder Gartentherapie lesen. Ihr medizinisches Konzept von einer unmittelbaren Behandlung im betroffenen Organ (z. B. durch die Einnahme eines Medikamentes) passt nicht zum Therapieangebot und lässt Patienten zweifeln. Wie man dieser Verunsicherung im Gespräch begegnen könnte, zeigen die folgenden beiden Beispiele.

Herr R., Xander (m 25)

- P.: „Also ich habe jetzt nach zwei Wochen hier alle Angebote auf dem Therapieplan mal erlebt und bin mir echt nicht sicher, ob das hier das Richtige für mich ist. So in der Gruppe die Probleme der anderen anhören oder in der Früh ein Bild malen, also ich weiß nicht, wie das meinen Schwindel weg machen soll!"
- Th.: „Sie sind verunsichert über unser Behandlungskonzept, richtig? (Validieren) Haben Sie denn eine Vermutung, was die eigentliche Ursache Ihrer Beschwerden ist?" (Nach Krankheitsmodell des Patienten fragen)
- P.: „Naja, das hat alles vor ungefähr drei Jahren angefangen. Aber richtig schlimm ist es seit drei oder vier Monaten. Ich war halt schon immer so ein schmales, kränkliches Kind. Und das mit dem Herzen wissen Sie ja auch. Vielleicht habe ich mir irgendeinen Virus eingefangen, der auf die Nervenzellen geht oder so."
- Th.: „Ihre Vermutung ist, dass Ihre Beschwerden durch einen Virus ausgelöst wurden? Und den haben Sie sich eingefangen, weil Ihr Immunsystem nicht so stark ist wie bei anderen Menschen. Ist das richtig?" (Paraphrasieren und sicherstellen, dass das Krankheitsmodell des Patienten verstanden wurde)
- P.: „Ja, vielleicht."
- Th.: „Und da ist es schwer vorstellbar, dass da Gruppentherapie helfen soll, richtig?" (Zweifel im Patienten aufgreifen)
- P.: „Ja, schon. Da kann Reden auch nichts ändern!"
- Th.: „Da haben Sie recht. Da würde eine Gesprächsgruppe nicht helfen. Darf ich Ihnen eine alternative Erklärung für Ihre Beschwerden anbieten?" (Einverständnis für Psychoedukation einholen)
- P.: „Ja, gerne. Bin gespannt, wie Sie das sehen. Ich war ja schon bei vielen Ärzten."
- Th.: „Wir haben ja darüber gesprochen, dass wir solche Beschwerden, für die wir keine Schädigung im Körper finden, die Ihre Symptome ausreichend erklären, ‚funktionelle' Körperbeschwerden nennen. (Fachbegriffe einführen und Patienten zum Experten machen) Aus der Forschung wissen wir, dass solche Beschwerden nicht primär durch einen Virus ausgelöst werden. Vielmehr handelt es sich um eine ‚Fehlverschaltung' im Gehirn. Man könnte sagen, wenn das Gehirn wie ein Computer wäre, dass es sich nicht um eine Schädigung der Hardware, sondern einen Softwarefehler handelt, der behebbar ist. (Metaphern einführen, um das Narrativ des Patienten zu verändern) Unsere Experimente zeigen, dass man das im Gehirn sogar messen kann: Das bilden Sie sich also nicht ein oder so. Da gibt es tatsächlich eine Veränderung der Verarbeitung von Körpersignalen in Ihrem Gehirn, die zu Ihren Beschwerden führt." (Entstigmatisierung durch Bezug auf wissenschaftliche Ergebnisse)
- P.: „Echt, da kann man was messen? (Erleichterung durch Information) Und geht das auch wieder weg?"
- Th.: „Ja, unser Gehirn kann sich bis ins hohe Alter anpassen, und wir können davon ausgehen, dass auch solche Veränderungen, welche zu Ihren Beschwerden führen, rückgängig gemacht werden können."
- P.: „Okay, und wie hilft da jetzt Kunsttherapie und Gespräche und so?"

- Th.: „Gute Frage! Dass es zu dieser ‚Fehlverschaltung' im Gehirn kommt, hat verschiedene Ursachen. Und wir wissen, dass psychosozialer Stress, also Herausforderungen in Beruf, Familie oder Beziehung, einen Einfluss haben. Wir sprechen da von einem biopsychosozialen Modell. (Erklärungsmodell einführen, auch als Grundlage für weitere Therapie) Und wir wissen, dass solche Körperbeschwerden, wie bei Ihnen auch, häufig mit einer depressiven Stimmung und Sorgen und Ängsten einhergehen. Im Umgang mit Stress, Depression und Ängsten ist die Psychotherapie ein äußerst wirksames Verfahren. Das haben schon viele Studien zeigen können. (Bezug nehmen auf wissenschaftliche Evidenz) Und um Ihren Schwindel und die ‚Fehlverschaltung' in Ihrer Wahrnehmung Ihrer Körperbeschwerden ganz unmittelbar zu verändern, haben Sie in unserem Therapieplan viele körperbezogene Therapien, wie zum Beispiel die Bewegungsgruppe oder Einzelphysiotherapie. In unseren Einzelgesprächen wird es außerdem darum gehen, wie Sie es schaffen können, schrittweise wieder etwas aktiver zu werden. Dabei ist es aus unserer Erfahrung sinnvoll, dass wir uns mit Ihren Sorgen und Befürchtungen beschäftigen, die auftauchen, wenn Sie die Wohnung verlassen möchten. Macht das für Sie Sinn?" (Rückversicherung, dass Erklärung verstanden wurde)
- P.: „Ja, das verstehe ich schon irgendwie. Ich bin mir trotzdem nicht so sicher, ob Kunsttherapie jetzt so mein Ding ist."
- Th.: „Ich bin froh, dass Sie Ihre Zweifel offen ansprechen und ich die Chance habe, Ihnen unser Behandlungskonzept zu erklären. Ja, wir bieten viele verschiedene Therapieformen an, und nicht jeder Patient kann mit allen Verfahren gleich viel anfangen, das ist ganz normal. Ich finde es toll, dass Sie sich darauf einlassen! (Offene Kommunikation und Therapieteilnahme wertschätzen und positiv verstärken) Ich würde mit Ihnen gerne Ihr persönliches biopsychosoziales Modell erarbeiten und daraus Ansatzpunkte für die Therapie ableiten. Sind Sie damit einverstanden?" (Erarbeitung eines individuellen Störungsmodells als Grundlage für therapeutische Interventionen und damit Aufbau von Therapiemotivation)

Als Therapeuten sind wir immer dankbar, wenn Patienten uns offen über ihre Zweifel berichten und wir die Chance haben, diese aus dem Weg zu räumen oder zumindest unsere Gedanken und Hintergründe des Therapiekonzeptes darzulegen. Nicht immer sprechen Patienten dies jedoch offen an. Nicht selten zeigt sich Unsicherheit bezüglich des Behandlungskonzeptes eher indirekt in Form von verpassten Therapieeinheiten, Zuspätkommen zu Gruppen oder Abbruchgedanken. Daher empfehlen wir dringend, frühzeitig darüber ins Gespräch zu kommen, ob der Patient die angebotene Therapieform als passend und hilfreich erlebt. Aus unserer praktischen Erfahrung hat sich dies besonders dann als sinnvoll erwiesen, nachdem ein Gespräch über Therapieziele (s. Abschn. 5.3) stattgefunden hat und alle Therapieangebote auf dem individuellen Therapieplan einmal durchlaufen wurden.

Die Erarbeitung eines individuellen biopsychosozialen Modells ist eine hilfreiche Intervention zu Beginn der Behandlung. Es bietet sich an, dieses schriftlich mit dem Patienten festzuhalten und als Grundlage für die weitere Behandlung zu verwenden. Das könnte für Herrn R. folgendermaßen aussehen (Abb. 5.2).

Exkurs: Biopsychosoziales Modell
In der Forschung zu Beschreibung und Genese von Körperbeschwerden geht man seit vielen Jahrzehnten von einem multifaktoriellen Geschehen aus: das biopsychosoziale Modell (Engel, 1977). Biologische Faktoren spielen im Krankheitsgeschehen ebenso eine Rolle wie psychologische oder soziale. So konnte beispielsweise in einer großen schwedischen Studie gezeigt werden, dass Lebensereignisse, welche mit großem psychischem Stress einhergehen, das Risiko für eine Autoimmunerkrankung deutlich erhöhen (Song et al., 2018). Die Trennung zwischen Körper und Psyche als zwei verschiedene Faktoren im biopsychosozialen Modell wurde in der Folge kritisiert (für vertiefte Informationen zur Weiterentwicklung des biopsychosozialen Modells s. z. B. Henningsen, 2021). Aktuell gehen wir von einer engen Verzahnung von körperlichen, sozialen und psychischen Faktoren aus, die im Laufe des Lebens die Verarbeitung von Körpersignalen im Gehirn und damit Wahrnehmung, Bewegung (auch etwa Darmmotilität) und hormonelle und immunologische Prozesse langfristig verändern. Daneben wirken biologische, soziale und psychologische Faktoren auch in der aktuellen Situation untrennbar zusammen.

Im klinischen Alltag kann es weiterhin nützlich sein, die Faktoren im Rahmen der Psychoedukation einzeln aufzugreifen und Zusammenhänge zu verdeutlichen.

Zweifel am Behandlungskonzept
- Zweifel im Patienten ansprechen oder aufgreifen
- Offene Kommunikation darüber anstreben und ggf. wertschätzen und positiv verstärken
- Nach Krankheitsmodell des Patienten fragen
- Erklärungsmodell unter Einbezug wissenschaftlicher Erkenntnisse einführen und als Grundlage zur Erläuterung des Behandlungskonzeptes nutzen
- Transparenz in Bezug auf eingesetzte Interventionen und Therapieformen (warum halten wir welche Therapieform für sinnvoll?)
- Der kognitiven Leistungsfähigkeit entsprechend auch Fachbegriffe (z. B. „biopsychosoziales Modell" oder „funktionelle Körperbeschwerden") einführen und Patienten zum Experten seiner Erkrankung machen (Begegnung auf Augenhöhe)
- Erarbeitung eines individuellen Störungsmodells als Grundlage für therapeutische Interventionen und damit Aufbau von Therapiemotivation
- Bezug nehmen auf wissenschaftliche Evidenz zur Behandlung der Körperbeschwerden und komorbider Störungen (z. B. Angst und Depression)
- Toleranz dafür, dass nicht jeder Patient mit allen Therapieformen gleich viel anfangen kann

5.2 Motivationsaufbau zur psychosomatisch-psychotherapeutischen Behandlung

Wo kommt das her? Bio	Psycho	Sozial
• Angeborener Herzfehler • Schon immer „dünn" und „kränklich"	• Frühe Trennung der Eltern • Schüchternes Temperament • Wahrnehmung des Körpers schon immer als „defekt" aufgrund Sonderbehandlung (z.B. Sportunterricht)	• Mutter alleinerziehend oft überlastet und wenig verfügbar • Schwester brauchte mehr Aufmerksamkeit • Schon immer schwer getan, neue Freundschaften zu knüpfen • Hänseleien in der Schulzeit
Worunter leide ich? Bio	Psycho	Sozial
• Schwindel mit Gangunsicherheit • Muskelzuckungen • Schlafstörungen • Appetitlosigkeit	• Depressive Stimmung • Lustlosigkeit • Verminderter Antrieb • Ablehnung des eigenen Körperbildes („Viel zu dünn")	• Nur Teilzeitarbeit möglich, derzeit krank geschrieben • Wenig Kontakte • Familiäre Belastung durch Angststörung der Schwester
Was kann ich tun? Bio	Psycho	Sozial
• Individuell abgestimmte Zunahme von Aktivität, z.B. Spaziergänge zunächst unter Ablenkung, im Verlauf ohne, dann unter Hinzunahme von Umherblicken; notieren im Vordruck „Situationsanalyse" • Herantasten an Bewegung und Sport (z.B. Nordic Walking in Gruppe); Übergang zu Bewegung und (Outdoor)-Sport, der in den Alltag integrierbar ist • Schlafhygiene und Entwicklung einer festen Tagesstruktur	• Mit Ängsten (z.B. mit Schwindel in U-Bahn) konfrontieren • Schrittweise Aufbau positiver Aktivitäten • Zugang zu eigenen Bedürfnissen finden • Arbeit an Körperakzeptanz • Aufbau von Selbstmitgefühl (z.B. innerer wohlwollender Begleiter)	• Abgrenzung ggü. den psychischen Problemen der Schwester üben • Eigene Bedürfnisse in Familie ausdrücken • Wiederaufnahme von früheren sozialen Kontakten (Freunde aus dem Outdoor-Sport) • „Stufenweise Wiedereingliederung" in Beruf planen

Abb. 5.2 Biopsychosoziales Modell mit Ansatzpunkten für die Therapie, Herr R.

Passivität in der Therapieteilnahme

Eine weitere Herausforderung in der therapeutischen Arbeit mit funktionellen Körperbeschwerden stellt häufig Passivität in der Therapie, aber auch in der Gestaltung der therapiefreien Zeiten dazwischen dar. Dies kann etwa Ausdruck eines Nicht-Könnens infolge der Körperbeschwerden, eines deutlich reduzierten Antriebes im Rahmen einer komorbiden Depression oder zum Beispiel Folge eines ausgeprägten Schonverhaltens sein, gespeist aus der Sorge, den Körper durch Aktivität nur noch mehr zu schädigen. Oftmals spielt auch ein fehlendes Problembewusstsein für psychosoziale Belastungsfaktoren eine Rolle. Hierbei besteht aus Sicht des Patienten oft keine Notwendigkeit zur Veränderung, wo doch nicht die Lebensumstände, sondern der Körper kranken. Im Folgenden sollen zwei unterschiedlich gelagerte Problemstellungen und ein möglicher Umgang damit vorgestellt werden. Es sei an dieser Stelle nochmal darauf hingewiesen, dass aus didaktischen Gründen therapeutische Prozesse in deutlich gestraffter Form dargestellt werden. In der Realität ist nicht zu erwarten, dass sich beispielsweise ein Zugang zum emotionalen Erleben und damit verbundenen Bedürfnissen in der gleichen Geschwindigkeit einstellt.

Frau M., Ulrike (w 24)

- Th.: „Frau M., uns ist aufgefallen, dass Sie sehr zurückhaltend in den Gruppentherapien sind. Und auch in unseren Einzelgesprächen habe ich das Gefühl, dass wir bislang wenig über Ihr inneres Erleben und Ihr Leben außerhalb der Klinik gesprochen haben. Haben Sie eine Idee, woran das liegt?" (Pat. mit Zurückhaltung in Therapie konfrontieren und Gründe behutsam eruieren)
- P.: „Hm, weiß nicht. Ich kann halt mit den Themen der anderen Patienten wenig anfangen. Und außer dem Problem mit meinen Beinen ist ja alles gut."
- Th.: „Hm, da gibt es wenig Anknüpfungspunkte in der Gruppe. Und auch sonst ist eigentlich außer den Beinen alles gut. (Aktives Zuhören, paraphrasieren) Sie sind ja an den Wochenenden zuhause in der Belastungserprobung. Wie ergeht es Ihnen da, wenn das Laufen so schwer ist?"
- P.: „Naja, da bin ich ja dann bei meinen Eltern. Im Wohnheim war ich ja nicht mehr, seit das passiert ist. Und eigentlich will ich da auch nicht mehr hin. Daheim kümmern die sich dann ganz gut um mich. Das ist irgendwie ein bisschen so wie früher, bevor meine große Schwester ausgezogen ist. Da haben wir am Wochenende oft zusammen einen Ausflug gemacht oder Samstagabend Spieleabend mit Pizza oder so."
- Th.: „Und das war zuletzt vor Ihrem Zusammenbruch nicht mehr so?"
- P.: „Nein. Meine Eltern kennen sich halt schon ewig. Seit wir ausgezogen sind, streiten die eigentlich nur noch. Meine Schwester ist zum Studium nach Berlin abgehauen, die genießt gerade ihr eigenes Leben. Aber mich beschäftigt das schon!"
- Th.: „Die ist abgehauen. Aber Sie beschäftigt das, oder? Wenn sich Ihre Eltern viel streiten und Ihre Schwester weit weg in Berlin ist, dann ist das für Sie ...?" (Empathisches Explorieren)

5.2 Motivationsaufbau zur psychosomatisch-psychotherapeutischen Behandlung

- P.: „Das ist so schade, dass es nicht mehr so ist wie früher."
- Th.: „Das ist so schade! Was würden Sie aus diesem Gefühl heraus am liebsten tun?" (Exploration des Bedürfnisses und der eingenommenen Rolle der Patientin)

[Durch die verkürzte Darstellung hier im Beispiel folgt ein sehr rasches Fragen nach Bedürfnissen. In der Realität empfehlen wir ein ausführlicheres Vertiefen der beteiligten Gefühle]

- P.: „Hm, ich würde gerne irgendwie machen, dass es wieder so ist wie früher."
- Th.: „…, dass es wieder so ist wie früher! Wie machen Sie das?" (Behutsame Konfrontation mit Rollenübernahme der Patientin in der Familie und fragliche Funktionalität der Beschwerden)
- P.: „Naja, dass wir jetzt wieder mal alle zuhause zusammen sind, hilft schon. Und dass sich keiner was anderes vornimmt, wenn ich am Wochenende heimkomme, einfach alle da sind. Das ist schon schön."
- Th.: „Das ist schön, wenn alle da sind. Seit es Ihnen so geht, sind zumindest mal wieder alle zusammen. Das tut gut." (Vorsichtige Hypothesengenerierung zur Funktionalität der Symptomatik)
- P.: „Ja, das ist schon mal wieder schön!"
- Th.: „Und Ihre Schwester ist zum Studium nach Berlin gezogen. Was sind denn *Ihre* Pläne für die Zukunft?"
- P.: „Hm, so weit kann ich ja im Moment gar nicht planen. Wenn ich körperlich nicht wieder fitter bin, kann ich ja gar nicht als Altenpflegerin arbeiten. Ich weiß noch nicht, was ich machen möchte."
- Th.: „Das ist durch Ihre Beschwerden gerade schwer planbar. Aus unserer Erfahrung hilft es manchmal, eine Idee oder einen Traum zu haben, der es wert ist, darauf hinzuarbeiten. Hätten Sie Lust, dass wir dazu eine kleine Fantasieübung machen?"
- P.: „Ja, können wir gerne versuchen!"
- Th.: „Dann können Sie gerne, wenn es für Sie okay ist, die Augen schließen". […] (Anleitung Imaginationsübung zur Entwicklung einer positiven Zukunftsvision)

Frau D., Lieselotte (w 83)
- P.: „Ich weiß gar nicht, ob ich heute lange reden kann. Ich bin eigentlich nur müde!"
- Th.: „Sie sind so müde, oder? Dann schauen wir einfach mal, wie es geht. (Validieren, kein Druck ausüben) So geht es Ihnen häufiger bei den Therapien hier, oder? Dass Sie alles sehr anstrengt."
- P.: „Ja, das ist alles ziemlich mühsam gerade. Am liebsten würde ich den ganzen Tag im Bett bleiben."
- Th.: „Eigentlich wollen Sie nur im Bett sein und nicht zu all den anstrengenden Therapien gehen." (Aktives Zuhören)
- P.: „Ja, zuhause war ich am Ende auch die meiste Zeit nur noch im Bett. Ich habe einfach keine Kraft mehr."
- Th.: „Da ist gar keine Kraft mehr im Moment. Im Bett bleiben ist für Sie …?" (Empathisches Explorieren)

- P.: „Naja, da sind die Probleme ein bisschen weiter weg. Aber schön ist das auch nicht. So ein Dahinvegetieren irgendwie."
- Th.: „Da ist dann kaum mehr Lebendigkeit, oder? Wenn Menschen sehr niedergeschlagen sind und kaum mehr Kraft haben, ihr Leben zu bewältigen, dann sprechen wir in der Psychotherapie von einem stark verminderten Antrieb. Das ist ganz häufig so, wenn man unter einer Depression leidet." (Psychoedukation, Benennen der komorbiden Depression)
- P.: „Ja, ich fühle mich schon immer wieder sehr depressiv seit dem Tod meines Partners. Und jetzt ist da auch noch der Schwindel und dass mir immer so schlecht ist. Da traue ich mich gar nicht mehr aus dem Haus."
- Th.: „Die Körperbeschwerden führen zusätzlich dazu, dass Sie eigentlich nur noch im Bett bleiben wollen. Jetzt wissen wir hier aus unserer Erfahrung und auch aus der Forschung, dass ein regelmäßiger Tagesrhythmus mit festen Schlaf- und Wachzeiten sowie festen Aktivitäten für uns Menschen ganz wichtig für unser Wohlbefinden ist. Deshalb ist es uns hier so wichtig, dass unsere Patienten einen festen Plan mit regelmäßigen Essens-, Therapie- und Ruhezeiten haben. (Psychoedukation Tagesstruktur) Können Sie sich vorstellen, dass es Ihrem Körper und Ihrem psychischen Wohlbefinden guttun würde, wieder in eine feste Struktur zu finden?"
- P.: „Ja, das fühlt sich dann schon immer besser an, als wenn ich nur den ganzen Tag so alt und nutzlos im Bett liege. Aber die Kraft ist halt einfach oft nicht da."
- Th.: „Ja, da fehlt Ihnen gerade die Kraft. Das macht es so schwer. Und lässt Sie so alt und nutzlos fühlen. (Paraphrasieren, Leid validieren) Wollen wir gemeinsam versuchen, dass wir in ganz kleinen Schritten jede Woche wieder ein bisschen mehr Aktivität planen? So, wie wenn sich ein Sportler das Bein bricht und nicht gleich wieder einen Marathon laufen kann. Jede Woche ein klein wenig mehr Training, bis es langsam wieder besser geht. Wie klingt das für Sie?" (Metaphern zur stufenweisen Aktivierung anbieten, Einverständnis einholen)
- P.: „Hm, ich kann es probieren. Aber was ist, wenn ich mich wieder überfordere und dann wieder wochenlang gar nichts mehr geht?"
- Th.: „Sie haben Sorge, dass Sie Ihren Körper überfordern könnten. Und der Schwindel ist auch weniger spürbar, wenn Sie liegen, oder?"
- P.: „Ja, wenn ich im Bett bin, ist es erstmal leichter!"
- Th.: „Haben Sie eine Idee, was mit Ihrem Körper passiert, wenn Sie ihn nicht mehr bewegen und nur noch im Bett sind?" (Vorsichtiges Konfrontieren mit langfristig negativen Konsequenzen von Schonungsverhalten)
- P.: „Ja, das ist auch nicht gut. Das weiß ich eigentlich. Dann komme ich irgendwann wahrscheinlich gar nicht mehr auf die Beine."
- Th.: „Da wird es auf Dauer immer schwerer, wieder auf die Beine zu kommen, genau. Wir wissen heute, dass es eine gute Balance zwischen Ausruhen und Aktivität braucht. Wenn wir unseren Körper zu viel schonen, laufen wir Gefahr, dass die Kraft immer weniger wird. Außerdem können Sie gar nicht die Erfahrung machen, dass auch gar nichts Schlimmes passiert, wenn Sie trotz des Schwindelgefühls ein paar Schritte raus gehen. Ihre Ängste können so bestehen bleiben. Wollen wir da gemeinsam in ganz kleinen Schritten experimentieren,

5.2 Motivationsaufbau zur psychosomatisch-psychotherapeutischen Behandlung

was vielleicht trotzdem wieder möglich ist? Und wir bleiben zusammen im Austausch darüber, wie es geht?" (Konfrontation mit langfristig negativen Konsequenzen von Schonungsverhalten, Motivationsaufbau zur stufenweisen Aktivierung)
- P.: „Ja, probieren können wir es ja mal."

In beiden Fällen ist uns wichtig, den Patienten da abzuholen, wo er steht, und das innere Erleben empathisch zu explorieren, um sich dem zu nähern, was es schwer macht, aktiv an der Therapie teilzunehmen. Im Falle von Frau M. würden wir im Verlauf zudem ein Familiengespräch anstreben, um in der Patientin ein vertieftes Verständnis der Funktionalität der Beschwerden sowie der psychosozialen Belastungsfaktoren zu fördern und die Autonomieentwicklung hin zu eigenen Zukunftsvisionen (und damit zur Förderung der Therapiemotivation) zu unterstützen.

Im Falle von Frau D. wurden u. a. kurz- und langfristige Konsequenzen von Schonungsverhalten thematisiert. Hierbei sind das hohe Alter und die körperliche Vorerkrankung der Patientin besonders zu berücksichtigen. Wir empfehlen ein behutsames Vorgehen mit engmaschigem Austausch über Erfahrungen und Grenzen des Aktivitätenaufbaus. Mehr Information zur Methode der stufenweisen gesteigerten Aktivierung finden Sie in Abschn. 5.5.

Aus unserer Erfahrung kann es auch sinnvoll sein, dies in Form einer Vier-Felder-Tafel schriftlich festzuhalten. Ob dies als sinnvoll oder als zu verschult erlebt wird, entscheiden sicher der Stil des Therapeuten und die Passung der Intervention mit dem jeweiligen Patienten. Eine Vier-Felder-Tafel für Frau D. zum Thema „Im-Bett-bleiben-Konsequenzen" könnte dabei wie in Abb. 5.3 aussehen.

	positiv	negativ
kurzfristig	- Schwindel nicht spürbar - Keine Angst vor Überlastung - Vermeidung von anderen alltäglichen Stressfaktoren	Gefühl „alt, gebrechlich und nutzlos" zu sein
langfristig	Vermeidung von inneren und äußeren Belastungsfaktoren	- Keine korrigierende Erfahrung in Bezug auf Ängste möglich - Weiterer Abbau von Kraft und Ausdauer - Keine Therapie des funktionellen Schwindels möglich - Sozialer Rückzug, Einsamkeit

Abb. 5.3 Vier-Felder-Tafel zum Thema „Im-Bett-bleiben-Konsequenzen", Frau D.

Passivität in der Therapieteilnahme
- Patienten behutsam mit Zurückhaltung oder Passivität in der Therapie konfrontieren
- Nicht wertende, neugierige Haltung gegenüber dem passiven Verhalten des Patienten
- Vermeidung, Druck auf den Patienten auszuüben
- Vertiefte empathische Explorationen des inneren Erlebens des Patienten mit Methoden des Focusing (Gendlin, 1996)
- Vorsichtige Hypothesengenerierung zur Funktionalität der Symptomatik und dem, was Veränderung im Wege steht; wertschätzende Konfrontation damit
- Antriebslosigkeit im Rahmen einer komorbiden Depression sowie krankheits- oder altersbedingte Schwäche berücksichtigen
- Psychoedukation zur Bedeutung von Tagesstruktur anbieten
- Kritische Diskussion kurz- und langfristiger Konsequenzen von Schonungsverhalten (Vier-Felder-Tafel)
- Bearbeitung und Hinterfragen von Ängsten und Befürchtungen in Bezug auf Aktivität (v. a. Angst vor Überforderung)
- Positive Zukunftsvision visualisieren lassen und im Körper verankern

Sekundärer Krankheitsgewinn

Ein weiterer Aspekt, der viel in Bezug auf die Therapiemotivation diskutiert wird, ist der sogenannte sekundäre Krankheitsgewinn, also die positiven Nebeneffekte, die eine Krankenrolle manchmal auch mit sich bringen kann. Wir möchten hier unbedingt davor warnen, Patienten bei der Symptompräsentation eine hinterlistige Absicht zu unterstellen, um an irgendeinen Vorteil zu gelangen. Das mag es im Einzelfall geben. Diese Einstellung widerspricht aber im Kern unserer therapeutischen Haltung und ist auch nicht vereinbar mit aktuellen Forschungsergebnissen, welche funktionelle Körperbeschwerden als eine sensomotorische Verarbeitungsstörung, also implizite, dem Bewusstsein nicht vollständig zugängliche Prozesse, verstehen.

Dennoch gehen wir davon aus, dass ein sekundärer Krankheitsgewinn einen Einfluss auf den Therapieerfolg hat. In manchen Fällen gibt es durchaus nachvollziehbare Gründe, weswegen sich Beschwerden aktuell nicht bessern dürfen. Ein heiß diskutiertes Problem ist dabei ein Rentenbegehren im Patienten (Wunsch oder laufender Antrag bzgl. Erwerbs- oder Berufsunfähigkeitsrente). Eine Verbesserung der Beschwerden hätte den Nachteil, dass der Rentenanspruch nicht mehr gegeben wäre. Das ist ein Dilemma im Therapieprozess. Gleichzeitig stellt das aufwendige Verfahren mit Begutachtung und Gerichtsterminen eine große psychische Belastung dar, welche ebenfalls die Gesundung erschwert. Wir sehen keinesfalls prinzipiell eine Kontraindikation in einem Rentenwunsch, halten aber ein offenes Gespräch darüber und eine individuelle Abstimmung auf die aktuelle Situation des Patienten für essenziell. Praktisch hat es sich bewährt, den Aufnahmezeitpunkt in die psychosomatische Klinik nach Möglichkeit so zu wählen, dass eine unmittelbar bevorstehende Begutachtung noch abgewartet und erst danach eine Behandlung begonnen wird.

Wie mit dem Thema des sekundären Krankheitsgewinns in der Therapie umgegangen werden kann, sollen die nächsten beiden Dialoge zeigen.

Frau D., Christiane (w 56)
- Th.: „Ich habe von der Kollegin aus dem Sozialdienst gehört, dass Sie das Thema der Erwerbsminderungsrente derzeit beschäftigt. Ist das richtig?" (Offen ansprechen)
- P.: „Ja, das stimmt. Ich bin ja auch nicht mehr die Jüngste, und ich merke, dass ich das einfach nicht mehr schaffe. So, wie es mir in den letzten Jahren ging, kann ich einfach nicht mehr arbeiten. Und schon gar nicht mit kranken Menschen. Das ist vorbei."
- Th.: „Das ist für Sie nicht vorstellbar, wieder in Ihren alten Beruf zurückzukehren, oder? Wo stehen Sie denn aktuell im Prozess in Richtung Erwerbsminderungsrente?" (Stand eruieren, offen explorieren)
- P.: „Oh, da stehe ich noch ganz am Anfang. Ich informiere mich da gerade erst."
- Th.: „Da informieren Sie sich gerade. Das finde ich sehr vernünftig." (Dem Rentenwunsch offen gegenüberstehen)
- P.: „Ja, ich war jetzt in so vielen Kliniken, und es wurde über die Jahre eher schlechter als besser. Wieder in der Praxis stehen als Logopädin, das kann ich mir nicht vorstellen!"
- Th.: „Das können Sie sich nicht mehr vorstellen, bei all den Beschwerden, die Sie im Moment haben, oder? (Validieren) Das ist sehr verständlich. Ich möchte an der Stelle nur gerne eine Beobachtung teilen, die ich bei manchen meiner Patienten gemacht habe: Es ist ganz normal, dass bei Beantragung der Rente ein innerer Zwiespalt entsteht. Man ist gezwungen, einem Gutachter, und manchmal auch ein bisschen sich selbst, zu beweisen, dass die Beschwerden nicht besser werden und man nicht mehr in der Lage ist, einem Beruf nachzugehen. Gleichzeitig sind diese Patienten in psychosomatisch-psychotherapeutischer Behandlung und wünschen sich natürlich nichts mehr, als dass es ihnen besser geht und sie wieder aktiv am Leben teilhaben können. Manchmal macht diese innere Zerrissenheit, dass die Beschwerde nur schwer besser werden können. Können Sie nachvollziehen, was ich meine?" (Dilemma bei Rentenbegehren wertschätzend, aber offen ansprechen)
- P.: „Sie meinen, ich spiele Ihnen vor, dass die Therapie nicht hilft, weil ich sonst keine Rentenansprüche habe?"
- Th.: „Nein, ganz und gar nicht. Ich glaube, dass diese herausfordernde Zeit voller Bürokratie und der Begutachtung manchmal einer Heilung im Wege steht. Und dass es Ihnen das beschriebene Dilemma wirklich schwer macht, sich auf die Therapie und Ihre Therapiefortschritte zu konzentrieren." (Auf Schwierigkeit des Rentenbegehrens hinweisen, Aufwand würdigen und Pat. ernst nehmen)
- P.: „Ja, da haben Sie wahrscheinlich recht. Das verstehe ich schon."

- Th.: „Aber das heißt nicht, dass sich Therapie und die Beantragung der Rente ausschließen. Mir ist nur wichtig, dass wir offen darüber sprechen, was das mit Ihnen in der Behandlung macht." (Appell an offenen Austausch über das Dilemma Rentenbegehren)

Herr R., Xander (m 25)
- Th.: „Herr R., Sie haben ja anfangs viel daran gezweifelt, ob das hier der richtige Ort für Sie ist. Wie geht es Ihnen inzwischen damit?" (Regelmäßig nach Passung der Therapie und ggf. Fortschritten fragen, auch um sekundären Krankheitsgewinn frühzeitig zu identifizieren)
- P.: „Naja, ich habe schon den Eindruck, dass es mir irgendwie hilft. Aber der Schwindel ist schon noch heftig. Und die Zuckungen auch, besonders abends. Und die Sozialarbeiterin geht mir außerdem echt auf den Keks mit ihren Fragen."
- Th.: „Können Sie mir erzählen, was Sie so genervt hat an den Fragen?"
- P.: „Ach, mit der Arbeit halt. Das ist gerade mein geringstes Problem. Die hat so komisch gefragt, wieso ich als junger Mensch denn nur in Teilzeit arbeite. Das geht die gar nichts an. Wenn die so krank wäre wie ich, würde sie nicht so blöd fragen!"
- Th.: „Das hat Sie richtig sauer gemacht, dass Frau H. hinterfragt hat, warum Sie nicht in Vollzeit arbeiten, oder?"
- P.: „Ja, das ist doch unverschämt. Ich kann halt nicht so viel machen. Gerade in so einem körperlichen Job. Und die Leute da gehen mir auch auf die Nerven. Ich brauche halt viel Zeit, mich zu erholen. Sonst ist das mit dem Schwindel und den Zuckungen und all das ja gar nicht auszuhalten!"
- Th.: „Sie haben den Eindruck, Vollzeit wäre mit Ihren Beschwerden im Moment gar nicht möglich, oder? (Wunsch hinter Teilzeitarbeit wertschätzend begegnen) Was müsste denn passieren, dass Sie in Vollzeit arbeiten könnten?"
- P.: „Naja, da müsste ich halt wieder fit sein. So ohne diese körperlichen Sachen."
- Th.: „Und wie wäre das, wenn Sie wieder vollständig fit wären, alle körperlichen Sachen weg wären und Sie wieder in Vollzeit arbeiten könnten?" (Konfrontation mit möglichen Nachteilen einer Symptomverbesserung)
- P.: „Wenn das weg wäre, das wäre schon cool. Und mehr Gehalt wäre auch nicht schlecht. Aber ganz ehrlich: fünf Tage in der Woche von früh bis spät im Lager vom Sportladen. Ich weiß nicht, ob ich da glücklich wäre."
- Th.: „Da gibt es eine Seite in Ihnen, die sich eine Vollzeitanstellung in Ihrem Beruf eigentlich schwer vorstellen kann, oder?"
- P.: „Ja, aber das erwarten eigentlich alle. Als junger Mann muss man halt voll schuften. Das sagt meine Mutter auch. Die akzeptiert das nur, weil sie sieht, dass ich so krank bin."
- Th.: „Jeder erwartet von Ihnen, dass Sie Vollzeit arbeiten. Dabei tut Ihnen das gar nicht gut. Aber wenn die Körperbeschwerden nicht wären, würde das keiner verstehen. Ist das so?" (Dilemma offen ansprechen)
- P.: „Ja, schon."

- Th.: „Das klingt für mich nach einem fiesen Dilemma: Wenn Ihnen die Therapie hilft und die Beschwerden weggehen, dann wird es schwer, Ihrem Umfeld zu erklären, dass Sie eigentlich gerne weiterhin in Teilzeit arbeiten möchten. Kann man das so sagen?" (Auf Dilemma offen hinweisen)
- P.: „Ja, da haben Sie schon recht. Ich meine, ein bisschen mehr könnte ich dann vielleicht schon machen. Aber den freien Freitag brauche ich eigentlich schon weiterhin. Das ist mir sonst einfach zu viel."
- Th.: „Manchmal erleben wir hier, dass sich dann ein Therapieerfolg irgendwie nicht so richtig einstellen kann, weil das ja mit negativen Konsequenzen verbunden ist: in Ihrem Fall, dass Sie sich dann für Ihre Teilzeitstelle rechtfertig müssen. Hätten Sie Lust, dass wir uns in den nächsten Stunden mal damit beschäftigen, wie es vielleicht mit den körperlichen Beschwerden besser werden kann und Sie trotzdem erstmal in Teilzeit arbeiten können. Was halten Sie davon?" (Offenen Umgang mit sekundärem Krankheitsgewinn in der Therapie vorschlagen)
- P.: „Ja, das macht wahrscheinlich Sinn."

Die Dialoge zeigen Beispiele, wie es gelingen kann, ganz offen über mögliche negative Konsequenzen einer Symptomverbesserung zu sprechen. Unsere wichtigste Botschaft ist hierbei: Themen wie Arbeitsunfähigkeit und Rente sollen offen und wertschätzend thematisiert und individuell an die aktuelle Situation des Patienten, die sich im Verlauf der Therapie ändert, angepasst werden. Ein Rentenwunsch schließt damit eine Behandlung nicht aus. Darüber im Dialog zu bleiben stellt sicher, dass unbewusste Effekte „auf dem Tisch" liegen und die Therapie nicht sabotieren.

Sekundärer Krankheitsgewinn
- Regelmäßig nach Passung und Patientenzufriedenheit in der Therapie fragen, auch um einen sekundären Krankheitsgewinn, der einem Therapieerfolg im Wege steht, frühzeitig zu identifizieren
- Sekundären Krankheitsgewinn offen ansprechen und zum Thema in der Therapie machen (ernst nehmen, möglichst offen und vorurteilsfrei begegnen)
- Zum Beispiel Rentenwunsch gegenüber offen sein, Gründe im Patienten mit einer neugierigen Haltung explorieren und individuell an die Situation des Patienten anpassen
- Sekundären Krankheitsgewinn als nachvollziehbares Bedürfnis (z. B. raus aus dem Berufsleben, Unterstützung durch den Partner) würdigen und dahinterstehendes Leid validieren
- Dilemma zwischen sekundärem Krankheitsgewinn (z. B. Rentenwunsch) und Wunsch nach Besserung offen zum Thema machen
- Nachteile einer Symptomverbesserung behutsam konfrontieren
- Appell, über das entstandene Dilemma offen im Austausch zu bleiben

5.3 Zielklärung

Negativ formulierte Ziele: „Das Symptom muss weg!"

In Abschn. 4.3 haben wir erläutert, dass Therapieziele stets positiv und messbar formuliert sein sollten. In der Praxis ist dies besonders mit Patienten, die massiv unter ihren funktionellen Körperbeschwerden leiden, nicht immer ganz einfach. Der Gedanke „Es soll doch einfach weg sein. Dann könnte ich auch wieder …!" ist bei all dem Leid dieser Patienten so nachvollziehbar und erschwert doch die Therapieplanung, welche im besten Fall erreichbare Zwischenziele und kleine Erfolgserlebnisse beinhalten sollte.

Wie damit umgegangen werden könnte, soll nachfolgender Dialog mit Frau M. zeigen.

Frau M., Ulrike (w 24)
- Th.: „Die heutige Stunde wollen wir, wie Sie wissen, dafür nutzen, gemeinsam Ihre Therapieziele für Ihren Aufenthalt bei uns zu formulieren. Wir haben dafür einen Bogen, der sich in unserer Arbeit bewährt hat. Den dürfen Sie im Verlauf unseres Gespräches selbst ausfüllen. Es ist Ihr Zielebogen, wir als Behandlerteam machen uns lediglich eine Kopie, damit wir Ihre Ziele auch in unserer Behandlung nicht aus den Augen verlieren." (Betonung der Autonomie und Mitgestaltung in der Therapie)
- P.: „Okay, aber ich habe keine besonders schöne Schrift."
- Th.: „Das ist kein Problem. Ich fände es sinnvoll, dass wir etwa zwei bis drei Ziele gemeinsam definieren. Dabei gehen wir so vor, dass wir überlegen, wo Ihre Problembereiche liegen und was in Bezug auf dieses Thema Ihr Ziel wäre. Dabei ist uns wichtig, dass dieses auch realistisch in den nächsten acht Wochen erreichbar und für Sie erstrebenswert ist. (Verweis auf SMART-Regel) Haben Sie sich denn im Vorfeld schon Gedanken gemacht, was das sein könnte?"
- P.: „Naja, ich bin halt hier, damit diese Schwäche in den Beinen weggeht und ich wieder laufen kann. Das ist das Wichtigste!"
- Th.: „Ja, das soll endlich weggehen, oder? Nun ist es in der Regel hilfreicher, wenn wir Ziele positiv formulieren. Damit meine ich, dass wir nicht überlegen, was wir nicht mehr wollen, sondern ein positives Ziel vor Augen haben, das wir erreichen möchten. Stellen Sie sich vor, Sie gehen an den Bahnschalter und sagen: ‚Ich hätte gerne eine Fahrkarte, die mich nicht nach Hamburg bringt.' Was soll der Bahnmitarbeiter Ihnen denn dann verkaufen?" (Wunsch validieren; anhand Metapher erklären, warum positive Zielformulierung sinnvoll ist)
- P.: [Lacht] „Ja, das wäre komisch! Hm, da fallen mir schon Dinge ein, die ich gerne wieder tun können würde! Aber ob das realistisch ist?"
- Th.: „Wenn wir mal auf den Zielebogen schauen, wäre ein großer Problembereich also die Schwäche in den Beinen, richtig?"
- P.: „Ja, genau."

5.3 Zielklärung

- Th.: „Und was könnte ein realistisches Ziel sein? Was kommt Ihnen in den Sinn, was Sie gerne wieder tun würden?"
- P.: „Ich würde so gerne mal meine Schwester in Berlin besuchen und so ein richtiges Mädels-Wochenende machen. Mit Tanzen gehen und den ganzen Tag die Stadt erkunden und Shoppen gehen und so. Aber das ist ja völlig unrealistisch. Ich schaffe es ja mit Müh und Not von der Couch zur Toilette. Und das auch nur mit Krücken!"
- Th.: „Da habe ich gerade ganz viel Lebensfreude in Ihrem Gesicht gesehen, als Sie von einem Trip nach Berlin gesprochen haben. Im Moment ist das vielleicht noch ein großer Schritt. Aber ich finde es wichtig, dass Sie sich dieses Bild immer wieder herholen! (Pat. in ihren Zukunftsvisionen ernst nehmen und assoziierte positive Emotionen nutzen) Gibt es denn vielleicht eine Vorstufe zu einem ganzen Mädels-Wochenende in Berlin? Vielleicht eine kleinere Aktivität, die nicht ganz so weit weg ist wie Berlin?" (Erarbeiten von realistischen Zwischenzielen)
- P.: „Hm, ein Abend mit Freundinnen in einer Bar und danach mit öffentlichen Verkehrsmitteln nach Hause fahren, wann ich will. Ohne, dass mich meine Eltern mit dem Auto abholen müssen. Das wäre schon mal wieder schön!"
- Th.: „Das finde ich ein tolles Ziel. Schreiben Sie das doch gleich mal auf! (Schriftliches Festhalten in der Handschrift der Patientin) Im Verlauf der nächsten Wochen können wir immer mal überprüfen, wo wir da stehen und ob Sie dem Ziel näher kommen. Ziele dürfen sich im Verlauf auch ändern, müssen angepasst oder ergänzt werden. Das ist ganz normal. (Hinweis auf Notwendigkeit der Bearbeitung der Ziele im Verlauf) Gibt es denn neben den Beinen noch einen weiteren Problembereich, den Sie gerne angehen möchten?"
- P.: „Da fällt mir eigentlich nichts ein. Ich bin halt wegen der Beine hier, und weil die im Krankenhaus gesagt haben, dass das psychosomatisch ist."
- Th.: „Ja, Sie sind vor allem wegen der Beine hier. Aber ich erinnere mich an unser letztes Gespräch, bei dem Sie mir erzählt haben, dass Sie auch unsicher sind, wie es mit der Ausbildung und Ihrer beruflichen Zukunft weitergehen soll. Ist das ein Thema, das Sie hier vielleicht auch mal angehen möchten?" (Vorsichtiges Explorieren auf Basis des Therapeutenziels: Förderung der Autonomie und Abnabelung vom Elternhaus, ohne dieses „überzustülpen")
- P.: „Ja, da haben Sie recht. Das ist auch ein Problembereich. Hm, vielleicht könnte ein Ziel sein, dass ich mir klarer werde, ob ich die Ausbildung zur Altenpflegerin überhaupt noch will."
- Th.: „Ja, gute Idee. Und vielleicht wollen wir es auch hier wieder so formulieren, dass Sie nicht klären möchten, was Sie nicht mehr wollen, sondern eine Perspektive für die nächsten Schritte auf Ihrem beruflichen Weg entwickeln wollen. Was halten Sie davon?" (Aufgreifen des Wunsches der Patientin, verknüpft mit wiederholtem Hinweis auf positive Formulierung)

Nach diesem Gespräch könnte der ausgefüllte Zielebogen von Frau M. wie Abb. 5.4 aussehen.

Therapiezielebogen			
Name: *Ulrike M.* Datum: *10.07.2024*	Problembereich *Schwäche in den Beinen*	Problembereich *Keine berufliche Perspektive*	Problembereich
	Therapieziel 1 *Mit Freundinnen abends in eine Bar gehen können*	Therapieziel 2 *Eine Idee entwickeln, was ich beruflich machen möchte*	Therapieziel 3
	Ansatzpunkte • Üben, Gehstrecke zu erweitern • U-Bahn fahren üben • Training, Krücken weniger zu brauchen	Ansatzpunkte • Beratung Sozialtherapie • Austausch mit ehemaligen Mitschülerinnen • Gespräch mit Altenpflegeschule suchen	Ansatzpunkte
Zielerreichung Datum:	1 2 3 4 5 6 7 8 9 10	1 2 3 4 5 6 7 8 9 10	1 2 3 4 5 6 7 8 9 10
Zielerreichung Datum:	1 2 3 4 5 6 7 8 9 10	1 2 3 4 5 6 7 8 9 10	1 2 3 4 5 6 7 8 9 10

Abb. 5.4 Therapiezielebogen, Frau M.

Wir empfehlen, das Zielegespräch etwa 1,5 Wochen nach stationärer Aufnahme durchzuführen. Zu diesem Zeitpunkt ist die Eingangsdiagnostik abgeschlossen, und der Patient hatte die Chance, das Setting und das Behandlungskonzept kennenzulernen. Es hat sich bewährt, diese Zielegespräche mit einem Vertreter aus der Pflege zusammen mit dem Einzeltherapeuten, also zu dritt, zu gestalten. Die Evaluation der Zielerreichung kann dann in der psychologischen oder ärztlichen Einzelpsychotherapie und auch in den wöchentlichen Pflegegesprächen stattfinden. Dies erleichtert das regelmäßige Erfragen des Stands der Zielerreichung und die Abstimmung im Gesamtbehandlungsteam, um entweder Ziele oder die therapeutische Methodik rechtzeitig so anzupassen, dass der Patient von der Behandlung profitiert.

Negativ formulierte Ziele: „Das Symptom muss weg!"
- Wunsch des Patienten vor dem Hintergrund des hohen Leidensdruckes ernst nehmen und validieren
- Unter Nutzung von Metaphern erklären, warum ein positives Ziel, verknüpft mit positiven Emotionen, sinnvoll für die Therapieplanung ist
- Verweis auf SMART-Formel: an passender Stelle auf den jeweiligen Aspekt hinweisen (s. Abschn. 4.3; langes Dozieren vermeiden!)
- Erarbeitung von realistischen Zwischenzielen und Entwicklung einer attraktiven Zukunftsvision
- Förderung der aktiven Mitgestaltung: Patient sollte Therapieziele selbst aufschreiben und bei sich aufbewahren
- Falls Ziele, die aus therapeutischer Sicht wichtig sind, vom Patienten nicht genannt werden: vorsichtiges Anbieten auf Grundlage bereits besprochener Inhalte („Überstülpen" von eigenen Zielen vermeiden, Patienten Zeit geben!)
- Verweis, dass eine Anpassung der Therapieziele im Verlauf normal und wichtig ist
- Im multimodalen stationären Setting: enges Einbeziehen des Pflege- und Gesamtteams, um Umsetzung im Alltag zu unterstützen

Zu hohe Erwartungen des Patienten

Wie wir gesehen haben, tritt in der Arbeit manchmal die Schwierigkeit auf, dass Patienten nur wissen, was weg soll, ohne eine konkrete Vorstellung von positiven Zielen zu haben. Andere Patienten wiederum wissen genau, was sie wollen. Ihre Erwartungen hängen sehr hoch. Zu hoch. Damit ist eine Enttäuschung spätestens am Ende der Therapie vorprogrammiert. Als Therapeut ist man manchmal verleitet, sich vom Enthusiasmus der Patienten anstecken zu lassen und bei sehr ambitionierten Therapiezielen mitzugehen. Davor möchten wir warnen. Der anfängliche energetische Flow der ersten Sitzungen nach dem Zielegespräch kann sich unserer Erfahrung nach schnell in eine frustrierte, vorwurfsvolle Dynamik wandeln, wenn eine Symptomverbesserung ausbleibt. Da häufig hinter diesen hohen Erwartungen ein hohes Leistungsmotiv steckt, ist ein therapeutisches Verstärken alter dysfunktionaler Muster (z. B. Selbstwerterhalt durch Anstrengung) nicht zu empfehlen. Ein offenes Gespräch darüber lohnt sich.

Frau Q., Xia (w 33)
- Th.: „Hallo Frau Q., jetzt sind Sie schon über eine Woche bei uns und haben unser Konzept schon etwas kennenlernen dürfen. Daher ist es jetzt an der Zeit, dass wir uns mal gemeinsam über Ihre Therapieziele für diesen Aufenthalt Gedanken machen und zwei bis drei davon mal notieren. Diese können sich im Verlauf natürlich auch immer wieder ändern und müssen angepasst werden. Aber

lassen Sie uns mal überlegen, was aus heutiger Sicht für Sie wichtig wäre. Einverstanden?" (Einverständnis zur Zielklärung einholen)
- P.: „Ja, gerne. Da fällt mir einiges ein. Wenn ich den Zielebogen hier so sehe, den Sie ausgedruckt haben, würde ich sagen, dass mein größter Problembereich mein Verdauungsproblem ist. Und mein Ziel ist auf jeden Fall, dass ich keine Bauchkrämpfe mehr habe, wieder normal arbeiten und mich in meiner Freizeit mit Freunden unbeschwert zum Essen verabreden kann. Außerdem würde ich gerne ein paar Kilo zunehmen und mich wieder wohler in meinem Körper fühlen. Ich bin ja hier, um an mir zu arbeiten. Da muss sich jetzt echt endlich mal was tun!"
- Th.: „Puh, da haben Sie sich schon viele Gedanken gemacht. Das kam ja wie aus der Pistole geschossen. (Spiegeln des paraverbalen Eindrucks von hohem Erwartungsdruck) Das, worunter Sie am meisten leiden, sind die Verdauungsprobleme und die damit verbundenen Bauchschmerzen, richtig?"
- P.: „Ja, genau. Das muss jetzt endlich mal besser werden!"
- Th.: „Und am Ende der acht Wochen hier bei uns sollen die weg sein, sagen Sie, richtig?" (Paraphrasieren und konfrontieren mit hohen Erwartungen)
- P.: „Ja, schon. Ambulant ging es in der Therapie am Schluss nicht mehr so voran. Und da haben wir ja auch hauptsächlich über mein Trauma gesprochen. Aber jetzt bin ich hier in der Klinik, damit ich endlich mal das mit dem Bauch in den Griff kriege und intensiv nur daran arbeiten kann."
- Th.: „Ja, ich erlebe Sie bisher als sehr engagiert in der Behandlung und sehe Ihre hohe Motivation. Das ist eine gute Voraussetzung für eine erfolgreiche Therapie. (Enthusiasmus der Patientin wertschätzen) Gleichzeitig spüre ich auch, wie sehr Sie unter Druck stehen. Wie erleben Sie das?" (Spiegeln der Wahrnehmung der Therapeutin: hohe Anspannung, hohe Erwartungen, hoher Leistungsdruck)
- P.: „Ja, das ist schon richtig. Ich bin immer unter Druck, bin auch meistens ganz verspannt."
- Th.: „Das können Sie richtig körperlich spüren, wie innerlich angespannt Sie sind, oder? Und da würde ich gerne etwas Druck rausnehmen. Sind Sie einverstanden?"
- P.: „Ja, das wäre wahrscheinlich sinnvoll. Das sagt meine ambulante Therapeutin auch manchmal."
- Th.: „Das haben Sie in Ihrer ambulanten Therapie auch schon gemeinsam erarbeitet? Prima! Dann lassen Sie uns gleich heute im Zielegespräch damit anfangen, kleinere, leichter erreichbare Teilziele zu formulieren und etwas Erwartungsdruck rausnehmen." (Übertragung des Leistungsthemas der Patientin in die Zieleformulierung)

Frau D., Christiane (w 56)
- Th.: „Frau D., heute steht nun unser gemeinsames Zielegespräch an. Haben Sie sich im Vorfeld ein paar Gedanken gemacht, was Sie im Rahmen dieses Aufenthaltes erreichen möchten?"
- P.: „Ja, klar. Ich kenne das schon aus anderen Kliniken. Ich möchte halt auf jeden Fall wieder funktionieren: Als Mama, als Schwiegertochter, als Ehefrau, und

5.3 Zielklärung

vielleicht auch mal wieder ein bisschen Freude im Leben haben. Mit so einem Miesepeter wie mir hält es ja kein Mensch aus!"
- Th.: „Sie möchten wieder funktionieren! Was heißt das?"
- P.: „Wenn das mit der Arbeit schon nicht geht, will ich halt wenigstens für meine Familie nützlich sein. Ich will mich wieder mehr um meine Töchter kümmern: Sie zu ihren Hobbys fahren, mal eine tolle Geburtstagsparty für die Jüngere organisieren, den Haushalt im Griff haben, mich um meinen kranken Schwiegervater kümmern können … So etwas eben!" (senkt den Kopf)
- Th.: „Wenn Sie das so sagen, sprechen Sie ganz leise. Sie sagen das so …?" (Beteiligtes Gefühl empathisch explorieren)
- P.: „Irgendwie traurig. Ich fühle mich halt so nutzlos in letzter Zeit."
- [Aus didaktischen Gründen wird hier wieder eine verkürzte Darstellung des Dialoges gezeigt und eine längere Vertiefung der beteiligten Gefühle übersprungen]
- Th.: „Und was bräuchte es aus Ihrer Sicht, dass Sie sich nicht so nutzlos fühlen? Wie müssten Sie sein?" (Bedürfnis hinter hohen Zielen explorieren)
- P.: „Naja, diese innere Unruhe und diese Kopfschmerzen und Muskelzuckungen … Das müsste halt weg sein. Und ich müsste endlich wieder, wie jede andere normale Frau auch, funktionieren und für die Familie da sein können."
- Th.: „Und wenn Ihnen das nicht gelingt, dann …?"
- P.: „Fühle ich mich so überflüssig und bin nur eine Last."
- Th.: „Solange Sie nicht wieder voll funktionieren, sind Sie überflüssig und eine Last. Ist das so?"
- P.: „Ja, schon irgendwie!"
- Th.: „Daher haben Sie sehr hohe Erwartungen an sich und die Therapie, oder? Wenn Sie in acht Wochen nicht wieder voll funktionieren, sind Sie nur eine Last für andere?"
- P.: „Ja, schon."
- Th.: „Das klingt für mich ein bisschen so, als ob es nur ‚voll funktionieren' und ‚gar nicht funktionieren' gibt. Dazwischen gibt es wenig Schattierungen, oder?" (Behutsames Konfrontieren mit Schwarz-Weiß-Denken)
- P.: „Hm, ja. Da haben Sie schon recht."
- Th.: „Und mir ist aufgefallen, dass Ihr Therapieziel dazu dient, anderen keine Last zu sein. Wie wäre es, wenn wir versuchen, auch ein Ziel zu finden, das Ihr eigenes Leben wieder etwas angenehmer macht, nicht das der anderen?" (Weg vom Vermeidungsziel der Patientin und hin zu einer positiven Zielformulierung lenken)

Beide Dialoge zeigen, dass es sich lohnt, die konkrete inhaltliche Ebene zu verlassen und den emotionalen Hintergrund der hohen Erwartungen an die Therapie gemeinsam zu erforschen und behutsam zu konfrontieren. In der Praxis erleben wir auch manchmal, dass innere Fantasien von der Kompetenz z. B. einer Uniklinik die Erwartungshaltung prägen und zu einer fast magischen Vorstellung davon führen, wie effektiv die Behandlung der Körperbeschwerden doch sein wird. Wie bei jeder anderen Behandlung auch sollten Patienten darüber aufgeklärt werden, welche Effekte in der Kürze eines stationären Aufenthaltes zu erwarten sind und was aus der Erfahrung heraus eher unrealistisch ist.

Zu hohe Erwartungen des Patienten
- Zunächst hohe Therapiemotivation und Enthusiasmus wertschätzen
- Spiegeln non- und paraverbaler Signale, die auf hohen Erwartungs- oder Leistungsdruck hindeuten
- Inhaltliche behutsame Konfrontation mit (unrealistisch) hohen Erwartungen an sich und die Therapie
- Exploration der beteiligten Gefühle und darüber der frustrierten Bedürfnisse, die zu hohen Therapieerwartungen führen
- Kritisches Hinterfragen hoher Ansprüche an sich und die Therapie und ein Senken dieser selbst zum Therapieziel machen (wenn der Patient damit einverstanden ist)
- Alles-oder-Nichts-Denken konfrontieren und zur Generierung von Zwischenzielen anregen
- In der Zielformulierung weg von Vermeidungszielen (z. B. „Ich muss wieder funktionieren, um meiner Familie keine Last zu sein!") hin zu positiven Zielen (z. B. „Ich möchte meine Hände so koordinieren können, dass ich wieder meinem Hobby, der Handarbeit, nachgehen kann.")

5.4 Arbeit an und mit der therapeutischen Beziehung

Regelverstöße, Beziehungstests und Umgang mit Persönlichkeitsstörungen

In Abschn. 4.4 haben wir Ihnen das Modell der doppelten Handlungsregulation vorgestellt (Sachse, 2013), wonach Patienten die therapeutische Beziehung immer wieder testen, um Sicherheit darüber zu gewinnen, ob sich bekannte negative Annahmen über Beziehungen bewahrheiten oder ob diesmal Vertrauen möglich ist. Dies zeigt sich häufig in Diskussionen um Regeln und Vorschriften oder Einfordern von Sonderbehandlung. Beides kann schnell in Kränkungserleben und Ärger (auch aufseiten des Therapeuten) enden. Hier soll ein möglicher Umgang mit Beziehungstests vorgestellt werden:

Herr Y., Vinzent (m 29)
- P.: „Mann, ich verstehe echt nicht, warum das jetzt so ein Drama ist, dass ich zu spät zur morgendlichen Bewegungsgruppe gekommen bin. Das Bad war halt wieder ewig von meinem Zimmerkollegen belegt und davor musste ich ja, wie jeden Morgen, erstmal zur Pflege. Das ist ja hier so eine dämliche Vorschrift."
- Th.: „Herr Y., ich verstehe, dass es unangenehm ist, dass wir darüber sprechen müssen. Es ist nur so, dass Sie inzwischen wiederholt deutlich verspätet zu Therapien gekommen sind und das den Ablauf für Ihre Mitpatienten stört. In diesem konkreten Fall wollte die Therapeutin einen Spaziergang machen, konnte aber

5.4 Arbeit an und mit der therapeutischen Beziehung

nicht losgehen, solange nicht alle da sind. Sonst hätten Sie ja den Anschluss an die Gruppe verpasst. Können Sie das nachvollziehen, dass das schwierig ist?" (Transparenz bzgl. Regeln, zur Perspektivübernahme anregen)
- P.: „Die hätte ich schon noch gesehen. Und wenn nicht, dann bin ich halt einmal nicht dabei. Was soll mir auch Spazierengehen für meinen Darm bringen. Warum muss da eigentlich jeder hin? Können Sie mich nicht befreien?"
- Th.: „Wie Sie ja seit dem Vorgespräch zu diesem Aufenthalt wissen, sind einige Gruppenangebote bei uns für alle Patienten verpflichtend. Und da machen wir auch keine Ausnahme. Wir gehen davon aus, dass das Zusammenspiel der verschiedenen Angebote zum Therapiefortschritt beiträgt, und dafür ist es notwendig, an allen Therapien teilzunehmen. Da sind wir streng." (Klarheit in Kommunikation, kein Einlassen auf inhaltliche Diskussionen/Spielebene, Transparenz bzgl. therapeutischer Interventionen)
- P.: „Aber mir bringt das eben nichts. Da kann man mich ja wohl nicht zwingen. Sie sind doch Psychologin, oder? Das muss Ihnen doch im Studium jemand beigebracht haben, dass das nichts bringt, wenn ich keine Lust habe. Oder waren Sie an dem Tag krank?" (Abwertung als Beziehungstest)
- Th.: „Dass die Therapieteilnahme verpflichtend für alle Patienten hier ist, ist nicht diskutabel. Aber können wir darüber sprechen, was das mit Ihnen macht und wie wir es zusammen hinkriegen, dass Sie sich hier trotzdem einigermaßen wohl fühlen?" (Kein Einlassen auf die Spielebene, zugewandt bleiben)
- P.: „Was das mit mir macht?! Das regt mich auf, dass hier alle so kleinkariert sind, mit den ganzen Kindergartenregeln und Vorschriften. Das ist ja genau das Gleiche mit der Stationsküche …"
- Th.: „Entschuldigen Sie, dass ich Sie unterbreche. (Patienten in Rage stoppen, inhaltliche Diskussionen vermeiden) Sie sagen, das regt Sie alles ganz schön auf, oder? Und wir haben darüber gesprochen, dass Ihnen das bekannt vorkommt, dass Sie schnell in Rage geraten, wenn Sie sich bevormundet fühlen, oder? Ist das so?" (Auf dysfunktionales Beziehungsschema hinweisen)
- P.: „Ja, so kleinkarierte Menschen machen mich allgemein wahnsinnig!"
- Th: „Das macht Sie wahnsinnig, oder? (Empathisch bleiben, trotz Abwertung und Angriff) Jetzt weiß ich, dass Sie mit Ihrem Stiefvater häufig ziemlich massive Grenzüberschreitungen erlebt haben, als Sie klein waren. Da gab es eigentlich keine Privatsphäre, haben Sie erzählt." (Bezug zu biografischen Erfahrungen herstellen)
- P.: „Ja, der hatte überall seine Nase drin."
- Th.: „Kein Wunder, dass das starke Gefühle in Ihnen auslöst, wenn da wieder jemand Ihre Grenzen überschreitet oder Sie bevormunden möchte. Das klingt für mich so, als hätten wir hier auch schon wieder überall ‚unsere Nase drin' (Wortwahl des Patienten aufgreifen, empathisch, zugewandt bleiben) und würden Ihnen einfach vorschreiben, wie Sie Ihre Zeit verbringen sollen. Ist das ein bisschen so?" (Wechsel auf Motivebene, hier Autonomiebedürfnis)
- P.: „Ja, schon irgendwie!"
- Th.: „Das tut mir leid, dass wir diese Gefühle in Ihnen auslösen. Aber vielleicht können wir genau das in der Therapie nutzen. Ich würde Ihnen gerne dabei helfen, einen anderen Umgang damit zu finden, damit es nicht immer wieder zu sol-

chen Auseinandersetzungen in Ihrem Leben kommt. Denn die kosten Sie viel Kraft, oder?" (Interaktionsverhalten aufgreifen und in Therapie bearbeitbar machen)
- P.: „Ja, das stimmt schon. Das ist so anstrengend, ständig in solche Diskussionen zu geraten und mich verteidigen zu müssen. Aber das heißt nicht, dass ich mir jetzt alles bieten lasse!"
- Th.: „Nein, das heißt es nicht. Aber vielleicht können wir daran arbeiten, dass die Emotionen nicht so schnell hochkochen und Sie in Ruhe, wenn nötig, Schwierigkeiten klären können."
- P.: „Ja, das wäre nicht schlecht!"

Frau D., Christiane (w 56)
[Patientin fängt die Therapeutin im Treppenhaus ab.]
- P.: „Frau A., wie gut, dass ich Sie endlich sehe! Sie haben es ja sicher schon mitbekommen: Mir geht es heute gar nicht gut. Ich muss Sie dringend sprechen! Diese Muskelzuckungen sind heute wirklich extrem! Ich habe ein Video gemacht. Ich zeige Ihnen das mal. Das ist doch nicht normal, oder?" [Pat. holt ihr Handy aus der Hosentasche]
- Th.: „Ich kann sehen, dass Sie ganz unter Druck und wahnsinnig belastet sind. (Ernst nehmen) Ich bin gerade auf dem Weg zur nächsten Therapiestunde. Ich kann Ihnen um 15:30 Uhr einen Krisentermin in meinem Büro anbieten. Da können wir uns im geschützten Rahmen gemeinsam anschauen, was da in Ihnen gerade los ist." (Klare Struktur beibehalten, keine Krisengespräche im Treppenhaus)
- P.: „In zwei Stunden? Das überlebe ich nicht! Sie schicken mich einfach weg? Das finde ich ehrlich gesagt unverantwortlich, wie Sie mit einer aufgelösten Patientin mit schweren Muskelzuckungen umgehen!" (Angriff der Therapeutin als Beziehungstest)
- Th.: „Frau D., ich sehe Ihnen an, dass es Ihnen gerade sehr schlecht geht und dass Sie sehr in Sorge um Ihre Symptome sind! Daher finde ich es wichtig, dass wir uns heute noch sehen. (Bedürfnis nach Gesehen-Werden ernst nehmen und befriedigen, dabei weiterhin kein Einlassen auf der Spielebene, trotz Kritik und Abwertung zugewandt bleiben) Wenn es Ihnen gelingt, wäre es sicher hilfreich, wenn Sie sich bis dahin einige Beobachtungen auf unserem Vordruck zur Situationsanalyse notieren könnten. Es ist mir wichtig, dass wir genau verstehen, was heute passiert ist. Da möchte ich nichts übersehen." (Ehrliches Interesse signalisieren, Patientin in ihrem Bedürfnis nach Wichtigkeit abholen)
- P.: „Puh, das weiß ich noch nicht, ob ich das schaffe. Darf ich Ihnen nur noch schnell das Video zeigen, damit Sie das mal sehen?"
- Th.: „Frau D., ich glaube, da kann ich Ihnen jetzt in wenigen Minuten gar nicht so weiterhelfen, wie Sie das verdient haben. Dafür möchte ich mir gerne Zeit nehmen und in Ruhe mit Ihnen sprechen können. Ich möchte Ihnen nicht im Treppenhaus zwischen zwei Therapien einen schnellen Rat anbieten, der Ihrem Leiden im Moment gar nicht gerecht wird!" (Weiter komplementär zur Motivebene bleiben)

5.4 Arbeit an und mit der therapeutischen Beziehung

Der wichtigste Rat im Umgang mit Beziehungstest ist sicherlich der, sich nicht auf die Spielebene einzulassen und sich in endlose Diskussionen verwickeln zu lassen. Es ist entscheidend, das dahinterstehende Motiv zu erkennen und sich komplementär dazu zu verhalten. Um welches Motiv es sich dabei handelt, kann in der Regel aus der biografischen Anamnese und so aus Beziehungserfahrungen mit wichtigen Bezugspersonen geschlossen werden. Therapeuten müssen zudem trotz Abwertungen und Kritik empathisch zugewandt bleiben, wenn sie den Beziehungstests standhalten möchten. Das gelingt mit einer mitfühlenden Haltung gegenüber früher frustrierter Bedürfnisse im Patienten und ermöglicht diesem so eine neue, korrigierende und heilsame Beziehungserfahrung.

> **Regelverstöße und Beziehungstests**
> - Patienten in der Echtheit der Körperbeschwerden, seinem Leiden und mit seinen starken Emotionen ernst nehmen und validieren
> - Kein Einlassen auf der Spielebene; lange Diskussionen um konkrete Inhalte vermeiden
> - Transparenz bezüglich des therapeutischen Vorgehens
> - Klare Kommunikation, klare Struktur aufzeigen und sich nicht zu Ausnahmen hinreißen lassen
> - Trotz Abwertungen, Kritik oder Kränkungen zugewandt und empathisch bleiben
> - Komplementäres Verhalten zur Motivebene
> - Falls bereits möglich: Bezug zur individuellen Lebensgeschichte und zu frühen frustrierten Bedürfnissen herstellen
> - Wenn möglich Motivebene und ungünstiges Interaktionsverhalten transparent zum Therapiethema machen und einen neuen, adaptiveren Umgang mit starken, negativen Emotionen erarbeiten

Exkurs: Unangemessene Beziehungsgestaltung gegenüber Mitpatienten

In diesem Kapitel wollen wir primär die therapeutische Beziehung, also die Interaktion zwischen Patient und Behandler, beleuchten. Wir halten es aber auch für wichtig, einige Worte über die Beziehungsgestaltung zwischen Patienten, insbesondere im stationären Setting, zu verlieren.

Nicht selten entstehen zwischen Patienten im Verlauf der Behandlung starke Gefühle von Nähe und Anziehung. Dies mag daran liegen, dass hier auf eine Weise intime, emotional aktivierende Inhalte geteilt werden, wie es „draußen" in der Form kaum geschehen mag. Das Entdecken von Gemeinsamkeiten, auch im Erleben von sehr belastenden Körperbeschwerden, und das Gefühl, mit dem Mitpatienten mehr teilen zu können als das mit dem „gesunden" sozialen Umfeld außerhalb der Klinik möglich ist, stellt eine Wahrnehmung von Verbundenheit her, die tiefe Freundschaften entstehen lässt, aber auch manchmal Verliebtheitsgefühle auslöst. Das ist nicht verwerflich und ein ganz menschliches, nachvollziehbares Ereignis.

Dennoch sind romantische Beziehungen zwischen Patienten während der Behandlung in unserem Setting per Therapievertrag untersagt. Das ist sinnvoll, um alle Beteiligten zu schützen und den Therapieprozess zu gewährleisten.

Hier ist ein Vorschlag, wie dies kommuniziert werden könnte:

Th.: „Wir haben beobachtet, dass zwischen Ihnen beiden eine sehr enge Bindung entstanden ist. Und das freut uns, dass Sie hier in der Gruppe der Mitpatienten Anschluss gefunden haben. Aber Sie beide wurden auch dabei beobachtet, wie Sie immer wieder engen Körperkontakt zueinander hatten, wie er sonst nur in romantischen Beziehungen üblich ist. Ich verstehe gut, dass in dieser besonderen Situation des gemeinsamen Klinikaufenthaltes ein Gefühl von Nähe oder sogar Verliebtheit entstehen kann. (Nicht werten) Außerdem sind Sie ein erwachsener, selbstbestimmter Mann. Da steht es uns hier selbstverständlich nicht zu, über Ihr Privatleben zu urteilen, und es ist mir selbst auch etwas unangenehm, dass wir darüber sprechen müssen. (Echtheit in der therapeutischen Beziehungsgestaltung) Dennoch kennen Sie die Regel im Therapievertrag, wonach jede Form von romantischer Annäherung bei uns untersagt ist. (Verweis auf klare Struktur) Und ich möchte Ihnen kurz den Hintergrund erklären (Transparenz bzgl. therapeutischer Entscheidungen):

Es ist in der Vergangenheit immer wieder vorgekommen, dass solche Gefühle der Anziehung nicht auf Gegenseitigkeit beruhen. Und da möchten wir unsere Patientinnen und Patienten unbedingt vor Annäherungsversuchen schützen. Das mag bei Ihnen beiden anders sein. Aber eine klare Regelung, die für alle Patienten gleichermaßen gilt, halten wir u. a. aus diesem Grund für wichtig und sinnvoll. Außerdem hat unsere Erfahrung gezeigt, dass Verliebtheitsgefühle zwar oft mit starken positiven Gefühlen verbunden sind, die dann auch häufig zu einer Symptomverbesserung führen, manchmal aber eben auch eine starke Achterbahnfahrt der Gefühle mit sich bringen. Dies kann im therapeutischen Prozess sehr störend werden und verhindern, an den eigentlichen Problembereichen und Therapiezielen zu arbeiten. Ist das für Sie nachvollziehbar?"

Eine weitere Form der unangemessenen Beziehungsgestaltung sind emotionale Grenzüberschreitungen gegenüber Mitpatienten. Dabei ist vielleicht die häufigste Form, Mitpatienten zur emotionalen Entlastung zu ge- oder missbrauchen und diese damit zu überfordern. Dies bleibt dem Behandlerteam vermutlich oft verborgen. Manchmal wird dies aber vom zuhörenden Part auch in der Einzeltherapie thematisiert. Es ist außerdem davon auszugehen, dass der grenzüberschreitende Part kein Bewusstsein darüber hat, dass sein Verhalten für die andere Person überfordernd sein kann. Welche Bedürfnisse und Gründe dahinterstehen (z. B. sich verbunden fühlen wollen oder fehlende alternative Regulationsstrategien), lohnt sich in der Einzeltherapie zu beleuchten. Ein guter Umgang damit ist immer individuell, je nach Persönlichkeitsstruktur der beteiligten Parteien. Der erste Schritt ist immer, den passiven Part zu einem offenen Gespräch mit der anderen Person und zu klarer Grenzsetzung hierbei zu ermutigen und ggf. entsprechende Fertigkeiten dafür im Rahmen der Therapie zu erwerben (z. B. soziales Kompetenztraining, Rollenspiel mit zwei Stühlen). Ist dies nicht möglich, kann auch ein therapeutisch begleitetes Gespräch erwogen werden. Dabei empfiehlt es sich, das Gespräch von zwei Behandlern (z. B. die jeweiligen Bezugstherapeuten) begleiten zu lassen, um dem entgegenzuwirken, dass sich der „Täter" vorgeführt und angeklagt fühlt. Gänzlich zu vermeiden ist dies sicher nie. Wie ein Umgang damit aussehen könnte, zeigt folgendes Beispiel:

Th.: „Ich finde es schön, dass Sie sich beide bereit erklärt haben, diese Unstimmigkeit zwischen Ihnen heute durch unsere Begleitung zu klären. (Hinweis, dass beide Beteiligten einen Anteil haben) Ich habe gehört, dass Sie beide in der Freizeit zwischen oder nach den Therapien ganz unterschiedliche Bedürfnisse haben: Die eine braucht Ruhe und möchte sich gerne zurückziehen, die andere ist vielleicht aufgewühlt und möchte ihre vielen Gedanken und Gefühle gerne teilen. Jetzt gilt es da eine Lösung zu finden, die für beide Parteien in Ordnung ist. (Anklage und Rollenverteilung in „Täter" und „Opfer" vermeiden) Wir haben hier in der Vergangenheit die Erfahrung gemacht, dass es für alle leichter ist, wenn aufwühlende Gedanken, die in der Therapie angestoßen werden, nur gegenüber dem Behandlerteam angesprochen werden. Wir haben es in der Vergangenheit erlebt, dass dies Mitpatienten überfordert oder auch eigene negative Gefühle anstoßen kann, mit denen sie sich dann im schlimmsten Fall alleine gelassen fühlen. (Bezug auf vergangene Erfahrungen nehmen und damit aktuelle Dynamik entlasten) Ist das für Sie nachvollziehbar? Und wenn es Ihnen schwerfällt, sich an das Behandlerteam zu wenden, fände ich es wichtig, dass wir uns gemeinsam in der Therapie anschauen, was da dahintersteht und was die Hürde ausmacht. Wäre das in Ordnung?"

Auch im Umgang mit unangemessenen Verhaltensweisen wollen wir vor einem zu autoritären Kommunikationsstil warnen. Eine wertschätzende Begegnung auf Augenhöhe, geprägt von Transparenz in Hinblick auf Regeln und Vorschriften hat sich insbesondere mit Patienten mit schweren funktionellen Körperbeschwerden, welche nicht selten unter komorbiden Persönlichkeitsstörungen leiden und im Vorfeld ungünstige Beziehungserfahrungen mit Behandlern gemacht haben, als äußerst hilfreich herausgestellt.

Unangemessene Beziehungsgestaltung gegenüber Mitpatienten
- Kein Werten und Urteilen, Rollenzuschreibung in „Täter" und „Opfer" unbedingt meiden
- Echtheit in der therapeutischen Beziehung (z. B. authentisch zugeben, wenn das Gespräch auch dem Behandler gerade unangenehm ist)
- Transparenz bzgl. aufgestellter Regeln: Hintergrund klar kommunizieren und lange inhaltliche Diskussionen meiden
- Validieren der dahinterstehenden Bedürfnisse und Bearbeitung dieser in der Einzeltherapie

Beziehungsgestaltung zum Thema machen

Eine weitere Herausforderung in Hinblick auf die therapeutische Beziehung stellt eine offene Kommunikation über das Interaktionsverhalten in der therapeutischen Beziehung dar. Wie wir bereits in Zusammenhang mit dem Motivationsaufbau zur psychosomatisch-psychotherapeutischen Behandlung gezeigt haben, halten wir einen offenen, transparenten Umgang mit unseren Patienten für unumgänglich, um einen sicheren Rahmen für Veränderung gewährleisten zu können. Für eine Arbeit am konkreten Körpersymptom ist es zwingend erforderlich, dass ein enger Austausch zwischen Behandler und Patient stattfindet, um Unter- oder Überforderung des beteiligten Körpersystems zu vermeiden. Die Herstellung eines relevanten Vorhersagefehlers ist für die Veränderung innerer Modelle und damit Korrektur der fehlerhaften Informationsverarbeitung bei funktionellen Körperbeschwerden ein zentraler Mechanismus in unserer Behandlung (s. Kap. 2). Sorgen und Zweifel müssen zum Thema werden dürfen, um der Motivation zur aktiven Therapieteilnahme nicht im Wege zu stehen. Dafür braucht es eine sichere Beziehungsbasis und ein gemeinsames Therapierational. Hinweis auf eine (noch) nicht ausreichend stabile Beziehung ist meist das Gefühl, dem Patienten und seinem inneren Erleben nicht näher zu kommen, sowie die Unsicherheit darüber, ob Patienten das gleiche Störungsmodell teilen und sich aktiv auf die Behandlung ihrer Körperbeschwerden einlassen können. Dies äußert sich oft durch distanziertes, zurückhaltendes Verhalten des Patienten oder aber auch durch jammernde, klagende Berichte in der Therapie. Wie damit umgegangen werden könnte, zeigen folgende zwei Beispiele.

Frau M., Ulrike (w 24)

- P.: „Ich weiß gar nicht, worüber ich im heutigen Einzel reden soll. Es ist eigentlich nichts Besonderes passiert."
- Th.: „Hm, eigentlich ist nichts Besonderes passiert. Gibt es trotzdem etwas, das Sie mitbringen und das Sie gerne teilen möchten?"
- P.: „Ich weiß nicht, eigentlich nicht. Haben Sie denn etwas auf Ihrer Agenda für heute?"
- Th.: „Frau M., so geht es uns häufiger, dass Sie unsicher sind, was Sie hier ansprechen und teilen möchten, oder? Haben Sie eine Idee, woran das liegen könnte?"
- P.: „Naja, ich weiß halt nicht, was wichtig ist. Ich will Sie jetzt auch nicht mit meinem Alltag zutexten. Und ich bin ja v. a. wegen der Physio für meine Beine hier."
- Th.: „Wenn Sie hier etwas in die Therapie einbringen, dann muss es auch wichtig genug sein. Ist das so?" (Unsicherheit validieren, aktiv nachfragen)
- P.: „Ja, schon irgendwie."
- Th.: „Und was ist Ihre Sorge, was passiert, wenn Sie Alltägliches berichten?"
- P.: „Dann nerve ich Sie doch, oder?"
- Th.: „Dann haben Sie Angst, dass Sie mich nerven könnten, oder? Habe ich Ihnen hier in unseren Sitzungen schon einmal das Gefühl gegeben, dass ich genervt von Ihnen bin?" (Ansprechen der Beziehungserfahrung in der Therapie)

- P.: „Nein, das haben Sie nicht. Sie wirken eigentlich immer ganz freundlich."
- Th.: „Was könnte ich vielleicht dazu beitragen, dass es Ihnen leichter fällt, hier auch erstmal weniger wichtig erscheinende Dinge zu teilen?"
- P.: „Hm, ich weiß nicht. Ich glaube es hilft schon, dass Sie eigentlich immer interessiert nachfragen."
- Th.: [Zugewandte Haltung in Sitzposition, Mimik, Gestik und Stimme] „Okay. Ja, und das meine ich auch so, wenn ich Interesse zeige. Ich bin wirklich interessiert daran, was in Ihnen vorgeht und wie wir da gemeinsam eine Verbesserung Ihrer Beschwerden erreichen können. (Echtes Interesse implizit und explizit signalisieren) Es ist nämlich in unserer Arbeit hier an Ihren Körperbeschwerden ganz wichtig, dass wir im engen Austausch darüber bleiben, wie es Ihnen in der Therapie und beim Üben geht. Da brauchen wir ganz dringend Ihre Rückmeldung, und da interessieren uns auch kleine Dinge in Ihnen."

Frau D., Christiane (w 56)
[In der letzten Stunde teilte die Patientin schmerzhafte biografische Erlebnisse.]

- P.: „Ich haben Ihnen ja schon gesagt, dass das mit dieser Unruhe wieder ganz extrem ist. Da zuckt es wieder wie verrückt unter meinem Auge. Und eigentlich ist alles an mir angespannt. Können wir da nicht nochmal die Medikation umstellen? Irgendwie bringt das doch so nichts, oder?"
- Th: „In den letzten Wochen wurde die Medikation ein paar Mal umgestellt und angepasst, oder?"
- P.: „Ja, das stimmt schon. Aber das hat halt auch nie richtig das bewirkt, was es soll. Und jetzt denke ich, dass diese extreme Unruhe vielleicht wieder auch eine Nebenwirkung des neuen Medikamentes ist. Aber so eine wie mich nimmt ja eh keiner mehr ernst. Das war in der Arbeit irgendwann das Gleiche. In der Gesellschaft ist einfach kein Verständnis für kranke Menschen wie mich da. Aber das ist ja auch kein Wunder, wenn man sich mal die Gesundheitspolitik anschaut. Da wird einem ja angst und bange …" [Patienten verfällt zunehmend in einen jammernden Tonfall ohne viel stimmliche Modulation]
- Th.: „Frau D., ich möchte Sie an der Stelle mal unterbrechen. (Jammern unterbrechen, nicht inhaltlich einsteigen) Was wäre für unsere Sitzung heute wichtig?" (Wieder Bezug zu Auftrag an die heutige Sitzung herstellen)
- P.: „Naja, wichtig wäre mir, dass mal jemand schaut, ob man da vielleicht die Dosierung von dem neuen Medikament so verändern kann, dass ich nicht innerlich vor Anspannung durchdrehe. Und dass man kranke Menschen in der Gesellschaft mal ernst nimmt."
- Th.: „Die Medikation können wir gerne in der medizinischen Visite besprechen. Aber können Sie mir heute davon erzählen, wie es Ihnen nach unserer letzten Sitzung ergangen ist? Ich hatte den Eindruck, dass es Sie sehr bewegt hat, über Ihre Lebensgeschichte zu sprechen und frage mich, wie es Ihnen danach ging." (Aufgreifen wichtiger emotionaler Inhalte der letzten Stunde)
- P.: „Ja, das stimmt schon. War schon irgendwie aufwühlend. Aber dann waren da auch die anderen Tabletten und dann war ich eh so mit der Übelkeit beschäftigt.

Und dann musste ich ja noch die Geburtstagsfeier meiner Jüngsten planen und so."
- Th.: „Und da war dann eigentlich gar keine Zeit mehr hinzuspüren, was da in Ihnen nach der Stunde los war, oder?" (Hypothese, Vermeidung von schmerzhaften Gefühlen durch Aufmerksamkeitslenkung auf äußere Dinge vorsichtig anbieten)
- P.: „Ja, da waren halt dann andere Dinge im Vordergrund."
- Th.: „Ja, da war viel los in der letzten Woche. Aber ich hatte dennoch den Eindruck, dass es wichtig war, dass Sie diese schmerzhaften biografischen Erlebnisse mal geteilt haben. Und ich bin Ihnen sehr dankbar für Ihre Offenheit. Ich würde daran gerne anknüpfen, wenn es okay ist?" (Einverständnis einholen)
- P.: [Patientin nickt]
- Th.: „Können Sie sich noch erinnern, wie Sie sich gefühlt haben, als Sie mein Büro verlassen haben?" (Fokus zurück auf das lenken, was möglicherweise in der therapeutischen Beziehung gerade schwer aushaltbar ist und vermieden wird)
- P.: „Ja, hm. Irgendwie habe ich mich geschämt, dass ich da so eine große Sache daraus gemacht habe. So schlimm war es nun auch wieder nicht. Ich bin eigentlich sonst nicht so eine Heulsuse."
- Th.: „Sie haben sich vor mir irgendwie geschämt, sagen Sie. (Paraphrasieren, validieren) Können Sie sich noch erinnern, was ich gesagt oder getan habe, dass dieses Gefühl in Ihnen entstanden ist?"
- P.: „Hm., ich weiß nicht. Sie haben halt am Ende nicht mehr viel nachgefragt, nur so genickt. Da habe ich mir schon gedacht: Aha, jetzt findet die mein Getue total übertrieben und ist genervt."
- Th.: „Das war am Ende der Stunde, als ich weniger Nachfragen gestellt habe, oder? Ja, ich erinnern mich. Ich bin froh, dass Sie das ansprechen. Ich weiß noch, dass ich tatsächlich etwas unter Druck geraten bin, da ich gleich im Anschluss eine Gruppentherapie leiten sollte und etwas zu spät dran war. Da haben Sie meine innere Unruhe gespürt und als Desinteresse interpretiert. Das tut mir leid." (Authentisch bleiben, Verantwortung übernehmen)
- P.: „Ja, ich glaube, so war das. Hm, ja, das verstehe ich. Ich dachte halt, es liegt an mir."
- Th.: „Und dann ist es vielleicht passiert, dass etwas in Ihnen gesagt hat: Der erzähle ich besser nicht mehr von meinen schmerzhaften persönlichen Erfahrungen, sondern spreche eher von Dingen, die mir nicht so nahe gehen. Wie Medikamentenumstellung oder Politik. Könnte man das so sagen?" (Hypothese über Beziehungsdynamik anbieten)
- P.: „Hm, ja. Also das mit den Medikamenten ist mir schon auch wichtig. Aber ja, Sie haben schon recht. Ich war schon verunsichert darüber, was Sie jetzt interessiert und was nicht. Und ich wollte mich nicht nochmal blamieren."

In beiden Dialogen möchten wir zeigen, dass es sich lohnt, die Beziehungsdynamik offen und authentisch anzusprechen und sich nicht zu scheuen, Verantwortung für negative Gefühle im Patienten zu übernehmen. Sicher liegt deren Ursprung in wiederholten dysfunktionalen Beziehungserfahrungen in der Vergangenheit. Und doch haben wir diese unangenehmen Emotionen in diesem Moment aktiviert und können uns auch authentisch dafür entschuldigen. Eine Auflösung der Schwierigkeiten in der therapeutischen Beziehung kann nur dann gelingen, wenn diese erstmal „auf dem Tisch" liegen und dahinterstehende Gefühle und Bedürfnisse ausgedrückt werden können.

> **Beziehungsgestaltung zum Thema machen**
> - Bei Irritationen: explizit nach Erleben in der Therapiebeziehung fragen
> - Bedeutung der Therapiebeziehung für die Behandlung funktioneller Körperbeschwerden erläutern
> - Erleben aufseiten des Patienten validieren
> - Nonverbal (Körperhaltung, Mimik, Gestik, Stimme), aber auch explizit ehrliches Interesse signalisieren und stets zugewandt bleiben
> - Sorgen und Ängste in Bezug auf die therapeutische Beziehung explorieren (z. B. „Ich könnte meine Therapeutin mit Banalitäten nerven!")
> - Authentisch bleiben und Verantwortung übernehmen, wenn wir als Therapeut unangenehme Gefühle, die der Therapiebeziehung im Wege stehen (z. B. Scham vor dem Therapeuten), ausgelöst haben
> - Hypothesen über die evtl. ungünstige Beziehungsdynamik (z. B. oberflächliches Jammern anstatt sich mit schmerzhaften Gefühlen zu zeigen, aus Angst vor Enttäuschung durch den Therapeuten) vorsichtig, aber offen anbieten und von Patienten prüfen lassen
> - Exploration dessen, was der Patient in der therapeutischen Beziehung braucht (falls zugänglich)
> - Wenn passend: Bezug zu biografischen Beziehungserfahrungen herstellen und darüber validieren (s. Validierungsstrategien, Abschn. 5.1)

5.5 Unmittelbare Arbeit an Körperbeschwerden und Verhalten

Geringe Bereitschaft zu Aktivität und Exposition aus Angst vor Schädigung

Ein häufiger Diskussionspunkt in der Behandlung von funktionellen Körperbeschwerden ist das Commitment der Patienten zur Umsetzung von Konfrontationsübungen mit dem als defekt erlebten eigenen Körper. Diese Hürde unterscheidet sich nicht wesentlich von Herausforderungen in der Expositionsbehandlung bei anderen Störungsbildern, wie beispielsweise der Angststörung. Entscheidend ist, dass das Therapierational und die Bedeutung der Exposition für den Behandlungserfolg klar und verstanden sein müssen. Zweifel müssen offen thematisiert und wenn möglich aufgelöst werden. Bei Patienten mit funktionellen Körperbeschwerden ist da häufig die Sorge vor Überlastung und damit langfristiger Schädigung des Körpers.

Dies steht oft in Zusammenhang mit Katastrophengedanken um eine zunehmende Verschlimmerung der Symptomatik mit Fantasien wie: „Wenn das so weiter geht, bin ich bald vollständig pflegebedürftig und habe kein lebenswertes Leben mehr."

Die Konfrontationsübungen sollten so gestaltet sein, dass Patienten mit einem guten Gefühl zustimmen können. Dabei hat es sich als günstig erwiesen, mit Übungen im mittleren Schwierigkeitsbereich zu starten, welche von Patienten als herausfordernd, aber nicht überfordernd erlebt werden. Zudem sollte die Konfrontation so geplant werden, dass die Aktivität an sich zumindest in Teilen als subjektiv attraktiv und potenziell angenehm erlebt werden kann. Der Grundgedanke dabei ist: Keine Exposition der Exposition wegen, sondern um wieder an den schönen Aspekten des Lebens teilhaben zu können.

Herr R., Xander (m 25)
- Th.: „Herr R., wie geht es Ihnen mit unserem Stufenplan hin zu mehr Aktivität?" (Exploration der Erfahrungen mit der Methode der gesteigerten Aktivierung)
- P.: „Puh, ehrlich gesagt ging das die letzten Tage einfach nicht. Der Schwindel ist zurzeit zu stark. Wenn ich nur vor der Klinik an der Ampel stehe, muss ich mich schon festhalten, damit ich nicht umfalle und auf die Straße stolpere. Wie soll ich es denn da bis in den Park schaffen?"
- Th.: „Der Schwindel ist also derzeit wieder stärker, und da trauen Sie sich gar nicht zu, dass Sie das Klinikgelände verlassen, oder?" (Stärke der Körperbeschwerden und Ängste validieren)
- P.: „Ja, das ist mir zu gefährlich!"
- Th.: „Wie war das denn in den letzten Monaten zuhause?"
- P.: „Naja, genauso halt. Ich war eigentlich nur noch daheim. Ging halt nicht anders!"
- Th.: „Ja, das ging gar nicht anders. Und gleichzeitig stelle ich mir das auch sehr belastend vor, so auf die Wohnung beschränkt zu sein und nicht raus zu können." (Empathisch einfühlen, validieren)
- P.: „Mhm, das war furchtbar. Deshalb habe ich mich ja dann für die Klinik angemeldet."
- Th.: „Ja, deshalb sind Sie hier. Das war eine mutige und gute Entscheidung. Denn wir wissen aus der Forschung und auch aus unserer Erfahrung mit Patienten, dass sich der Schwindel und die Ängste vor dem Rausgehen immer weiter verstärken, je weniger Sie sich bewegen. War das auch Ihre Erfahrung in den letzten Monaten?" (Konsequenzen von Schonverhalten aufzeigen, dabei Pat. durch Rückfragen mit ins Boot holen)
- P.: „Ja, kann schon sein. Aber es ging halt nicht."
- Th.: „Es ging nicht, weil …?" (Offen und wohlwollend individuelle Gründe für Schonverhalten/Ängste explorieren)
- P.: „Naja, weil ich sonst draußen umgefallen wäre und vielleicht auf die Straße vor ein Auto oder so."
- Th.: „Sie hatten Angst, dass Sie sich bei einem Sturz richtig verletzen könnten, oder?" (Sorgen paraphrasieren, nachfragen, validieren)
- P.: „Ja, schon. Ist ja nicht ganz unwahrscheinlich."

5.5 Unmittelbare Arbeit an Körperbeschwerden und Verhalten

- Th.: „Sind Sie denn schon einmal gestürzt?"
- P.: „Nein, bin ich nicht. Aber wahrscheinlich nur, weil ich immer aufgepasst habe und an schlechten Tagen lieber zuhause geblieben bin."
- Th.: „Das heißt, Sie sind noch nie gestürzt. Aber Sie haben die Vermutung, dass es passiert wäre, wenn Sie an einem schlechten Tag aus dem Haus gegangen wären. Das bedeutet, dass Sie aber auch nie die Erfahrung machen konnten, dass Sie auch an einem Tag mit schlimmeren Symptomen die Kontrolle über Ihren Körper bewahren und ohne Stürze einige Schritte vor die Wohnung schaffen könnten." (Hinweis auf aufrechterhaltenden Charakter von Vermeidungsverhalten)
- P.: „Ich glaube nicht, dass ich das geschafft hätte. Außerdem ist mir das Risiko zu hoch, dass ich dann irgendwo liege und mich verletze oder nicht mehr alleine zurückkomme."
- Th.: „Da ist die Sorge, was passieren könnte, zu groß, oder? Mein Vorschlag ist, dass wir zusammen mal ein Ranking von Aktivitäten erstellen: Ganz oben stehen die, die Ihnen noch richtig viele Sorgen bereiten und ganz unten stehen Aktivitäten, die Sie auch an schlechten Tagen noch gut schaffen. Wäre das in Ordnung für Sie?" (Hierarchie symptom- und/oder angstauslösender Aktivitäten erstellen)
- P.: „Ja, das können wir machen. Mit der S-Bahn fahren und da so am Bahngleis stehen, das steht sicher ganz oben."
- Th.: „Super, da fällt Ihnen gleich ein Beispiel ein! Dann lassen Sie uns weiter sammeln. Und dann formulieren wir Ihren Stufenplan noch einmal neu und starten bei Aktivitäten, die so im mittleren Bereich liegen, also herausfordernd sind, aber gerade noch gut machbar. Und im besten Fall finden wir etwas, das Ihnen dabei auch noch ein gutes Gefühl macht, z. B. der Weg zur Eisdiele mit einem netten Mitpatienten oder so. Wie klingt das für Sie?" (Plan zur Aktivierung an Alltagsaktivitätsniveau des Pat. anpassen; attraktive Aktivitäten finden)
- P.: „Ja, das können wir versuchen. Das mit den Spaziergängen jeden Tag ist einfach gerade nicht drin!"
- Th.: „Ja, da haben Sie recht. Da waren wir etwas zu vorschnell. Gut, dass Sie das angesprochen haben. Lassen Sie uns in realistischen Schritten anfangen!" (Als Therapeut keine Scheu haben, Fehler wie ein zu schnelles Vorgehen zuzugeben, stets authentisch und transparent bleiben)

Frau D., Lieselotte (w 83)
- Th.: „Frau D., wie geht es Ihnen mit unserem Therapieplan hier?"
- P.: „Ehrlich gesagt ist mir das oft zu viel. Deshalb habe ich heute auch das Frühstück verpasst. Manchmal muss ich mich einfach ausruhen. Sonst wird es nur schlimmer."
- Th.: „Heute Morgen waren Sie so erschöpft, dass Sie es gar nicht zum Frühstück geschafft habe. Was meinen Sie damit, wenn Sie sagen: ‚Dann wird es nur schlimmer.'?" (Exploration der Befürchtungen der Patientin)
- P.: „Wenn ich da über meine Grenzen gehe, ist der restliche Tag für mich gelaufen. Dann geht gar nichts mehr."

- Th.: „Mhm. Sie haben Sorge, dass Sie Ihren Körper dann überfordern, oder? Wie ist das dann, wenn ‚gar nichts mehr' geht?" (Vertiefte Exploration von Modellen und Befürchtungen, Katastrophengedanken zu Ende denken)
- P.: „Dann fühlt sich alles so müde und schwer und unbeweglich an, dass ich eigentlich nur liegen kann."
- Th.: „Dann können Sie eigentlich nur noch im Bett liegen, oder? (Paraphrasieren, empathisch auf das Erleben der Patientin einstimmen) Und was passiert dann, wenn Sie nur noch im Bett liegen können?" (Katastrophengedanken zu Ende denken)
- P.: „Naja, dann vegetiere ich eigentlich wieder nur so vor mich hin. So wie vor der Klinik."
- Th.: „Dann ist das nur noch so ein Vegetieren. Und das ist so …?" (Offene Exploration der Befürchtungen)
- P.: „Das ist furchtbar. Da ist eigentlich nichts mehr lebenswert daran."
- Th.: „Das ist ganz schrecklich für Sie, oder? Können Sie sagen, was das Schlimmste daran ist?" (Vertiefte Exploration, was den Kern der Angst ausmacht)
- P.: „Dann bin ich gar kein Teil der Gesellschaft mehr. Eigentlich nur ganz allein."
- Th.: „Mhm, dann erleben Sie sich ganz abgeschnitten vom Rest der Welt. Kann man das so sagen?"
- P.: „Ja, das ist schrecklich!"
- Th.: „Ja, das klingt ganz fürchterlich! (Validieren der Kernangst) Das ist so nachvollziehbar, dass Sie das auf jeden Fall vermeiden wollen. Und um aus dieser Isolation wieder rauszukommen, haben wir ja gemeinsam überlegt, wie Sie Ihre aktiven Zeiten, an denen Sie wieder mehr am Leben und an der Gesellschaft teilhaben können, in kleinen Stufen ausweiten können." (Wieder Bezug zu Therapierational mit gesteigerter Aktivierung herstellen)
- P.: „Ja, das stimmt schon. Aber manchmal geht es einfach nicht."
- Th.: „Ja, manchmal sind auch die kleinen Schritte schon zu viel, oder? Und da ist es gut, dass Sie auf sich hören. (Schonverhalten verständnisvoll begegnen und Berechtigung betonen) Und gleichzeitig glaube ich, dass Ihnen da manchmal Ihre Angst vor diesem fürchterlichen Zustand, so ganz allein ans Bett gefesselt zu sein, im Wege steht. (Zu Defusion zwischen Angstgedanken und Realität anregen) Vielleicht kann es uns ja gemeinsam gelingen, trotz dieser Ängste kleine Experimente zu wagen und uns vorsichtig heranzutasten, was denn vielleicht auch jetzt schon wieder möglich ist. Was denken Sie?"

Die beiden Beispiele zeigen, dass das Erstellen eines Plans zur Aktivierung nur der Anfang einer Behandlung ist. Die größte Herausforderung besteht darin, dass Patienten diesen auch ausführen. Wenn das unproblematisch wäre, hätte es vermutlich keine stationäre psychosomatische Aufnahme gebraucht. Daher ist es entscheidend, sich in der Therapie mit den Hindernissen zur Umsetzung auseinanderzusetzen. Häufig finden wir zum einen, dass der Plan nicht ausreichend an den individuell aktuellen Stand der funktionellen Körperbeschwerden angepasst ist, und zum anderen Ängste und Befürchtungen, welche Patienten von aktiver Forderung ihres Körpers abhalten. Dabei wollen wir v. a. darauf hinweisen, sich nicht zu schnell mit den Antworten der Patienten zufrieden zu geben. Es lohnt sich, schrittweise immer tiefer zu explorieren und den Kern dessen, was Patienten auf jeden Fall verhindern wollen, zu erfassen. Nur so kann es gelingen, dass Patient und Therapeut gemeinsam einen klareren und bewussteren Zugang zum Stand von Körpererleben und zu anfänglich diffusen Sorgen bekommen und sich so selbstbestimmt Aktivitäten und ihren Ängsten stellen können.

Exkurs: Body-Checking
Mit Sorgen und Befürchtungen vor Schädigung des Körpers geht häufig auch ein Messen von körperlichen Parametern wie Puls, Blutdruck, Körpertemperatur oder Pupillengröße einher. Im stationären Setting begegnet man nicht selten Patienten, deren Alltag von ständigem Checken des Körpers bestimmt ist. Oft wird dies heimlich vorgenommen, da den Patienten, ähnlich einer Zwangsstörung, das unangebrachte Ausmaß bewusst ist. Und dennoch gibt diese Form der Rückversicherung kurzfristig eine Illusion von Kontrolle über die körperliche Reaktion. Langfristig hält dieses Verhalten die Beschwerden jedoch aufrecht. Wie in Abschn. 4.5 beschrieben, gehen wir davon aus, dass ein ständiges Checking-Verhalten interne Erwartungsmodelle festigt und so eine Anpassung der sensomotorischen Verarbeitungsstörung, wie wir sie bei Patienten mit funktionellen Körperbeschwerden vermuten, erschwert. Zudem sind oft Aufschaukelungsprozesse beobachtbar, wobei ein Parameter (z. B. erhöhter Puls nach körperlicher Aktivität) als bedrohlich interpretiert wird und so zu einer Stressreaktion im Körper führt, die wiederum körperliche Parameter beeinflusst (z. B. Puls steigt aufgrund Bedrohungserleben weiter an).

Folgende langfristig ungünstige Konsequenzen exzessiven Körper-Checkings sollten daher mit Patienten unbedingt klar thematisiert werden:

- Ständige Aufmerksamkeitslenkung auf den Körper verstärkt Symptome
- Selbstuntersuchungen können an sich Symptome produzieren (z. B. Rötungen durch exzessive Inspektion der Haut)
- „Normale" Schwankungen können überinterpretiert werden und Ängste auslösen
- Langfristige Festigung der Überzeugung: „Nur wenn ich den Körper kontrolliere, passiert nichts Schlimmes!" und damit keine Möglichkeit der Korrektur dieser dysfunktionalen Annahme
- Beruhigung durch die Messung ist nur sehr kurzfristig
- Selbstuntersuchungen nehmen viel Zeit in Anspruch und lösen oft Schamgefühle aus und/oder werden verheimlicht, was für sich wiederum zu psychischem Stress und Leiden führt
- Oft entsteht eine „Aufschaukelung" der Messwerte durch Interpretation als „bedrohlich" (z. B. Pulssteigerung durch angstauslösende Gedanken)

Geringe Bereitschaft zu Aktivität und Exposition aus Angst vor Schädigung
- Erfahrungen in der Exposition oder Umsetzung der gesteigerten Aktivierung (s. Abschn. 4.5) erfragen
- Hindernisse wie Ängste und Befürchtungen neugierig, nicht wertend explorieren und validieren vor dem Hintergrund der subjektiven Alltagsbelastung des Patienten mit seinen Beschwerden
- Kernangst erfragen („Und was passiert dann? Und was ist das Schlimmste daran?"). Falls aus der Anamnese bekannt, biografischen Bezug herstellen
- Ängste als solche markieren und Defusion zwischen Angstgedanken und Realität anregen
- Psychoedukation zu langfristigen Folgen von Schon- und Vermeidungsverhalten. Therapierational zur Bedeutung von Exposition erklären
- Exposition oder gesteigerte Aktivierung an alltägliches Aktivitätsniveau des Patienten anpassen und attraktive Ziele finden, um Commitment des Patienten nicht zu verlieren
- Body-Checking aktiv erfragen. Psychoedukation zu langfristig ungünstigen Konsequenzen und Plan zu Abbau des Verhaltens in die Therapie integrieren

Kein Zugang zu emotionalen Prozessen

In der Arbeit mit Patienten mit funktionellen Körperbeschwerden wird es Ihnen häufiger begegnen, dass diese wenig Zugang zu Emotionen zu haben scheinen. Oftmals erscheint es uns Therapeuten dann in der Sitzung recht klar, warum Beschwerden gerade heute mehr sind, wenn wir doch eben von einem akut belastenden Ereignis im Leben unseres Patienten erfahren haben. Wir sind verwundert darüber, dass Patienten diesen Zusammenhang nicht herstellen. Dass diese Patientengruppe Defizite in der Emotionserkennung bei sich und anderen aufweist, ist bekannt (Güney et al., 2019). Wie wir unseren Patienten dabei helfen können, Zugang zu Emotionen und darüber Zugang zu ihren aktuell unbefriedigten Bedürfnissen bekommen zu können, zeigen die nächsten Beispiele.

Herr Y., Vinzent (m 29)
- P.: „Ich habe heute eigentlich gar keine Lust zur reden. Das fühlt sich seit dem Frühstück schon wieder ganz komisch an im Bauch. Da krieg ich bestimmt gleich wieder Durchfall. Das sehe ich schon kommen."
- Th.: „Seit dem Frühstück sind da wieder Beschwerden? Können Sie mal beschreiben, was Sie meinen, wenn Sie sagen, das fühlt sich ‚ganz komisch' an?" (Körpersymptomen interessiert zuwenden und genauer explorieren)
- P.: „Es gluckert ein bisschen. Aber da ist irgendwie auch ein Druck. Das ist mir am Ende der Gruppentherapie vorhin aufgefallen."

5.5 Unmittelbare Arbeit an Körperbeschwerden und Verhalten

- Th.: „In der Gruppentherapie haben Sie am Ende so einen Druck wahrgenommen?" (Paraphrasieren, nachfragen)
- P.: „Ja, genau. Ich konnte nicht mehr zuhören, das hat mich irgendwie genervt, was der Herr M. erzählt hat. Und da ist es mir aufgefallen, das komische Gefühl."
- Th.: „Ich würde gerne genauer verstehen, was da in Ihrem Körper vorgeht. Wäre es okay, wenn wir uns gedanklich nochmal in die Situation hineinbegeben, als Sie den Druck im Bauch wahrgenommen haben?" (Interesse signalisieren und Körpersignal vertiefter explorieren)
- P.: „Ja, da war ich halt in der Gruppe. Wir saßen wieder so im Kreis und der M. saß zwei Stühle weiter neben mir. Ich habe ihn nicht angesehen, aber dieses nervige Gelaber über seinen ach so tollen Job und dass er da unbedingt wieder zurückwill. Das ging mir voll auf die Nerven. Dann habe ich irgendwann nicht mehr zugehört und da ist es mir aufgefallen."
- Th.: „Das hat Sie irgendwie genervt, was Herr M. erzählt hat, oder? Wie hat sich das für Sie angefühlt?" (Exploration des Körpersignals weiter vertiefen und Ebene der Gefühle einführen)
- P.: „Weiß nicht. Nervig halt."
- Th.: „Mhm. Das ist jetzt vielleicht eine komische Frage: Wenn Sie dem ‚nervigen Gefühl' mal Eigenschaften zuschreiben sollten, wie wäre das? Eher groß, klein, hart, weich, kalt, warm, hell, dunkel? Was kommt Ihnen spontan in den Sinn?" (Dem Gefühl Eigenschaften und Worte geben lassen)
- P.: „Hm, weiß nicht. Heiß und dumpf und hart würde ich sagen."
- Th.: „Okay, super. Heiß und dumpf und hart. Und wo im Körper spüren Sie das?"
- P.: „So im Oberbauch würde ich sagen."
- Th.: „Wäre es okay, wenn Sie sich nochmal in die Situation in der Gruppe hineinbegeben? Wie der Herr M. so nervig über seine tolle Arbeit erzählt. Und da ist das heiße, dumpfe Gefühl im Bauch. Können Sie es jetzt gerade wieder etwas spüren?" (Emotion im Hier und Jetzt der Stunde aktivieren)
- P.: „Ja, schon. Das ist unangenehm!"
- Th.: „Ja, das ist unangenehm. Und wenn es sprechen könnte, was würde das Gefühl sagen?"
- P.: „Der M. nervt mich voll. Der versteht gar nichts. Der tut so, als würde es ihm genauso gehen wie uns anderen Patienten. Aber der hat ja keine Ahnung, wie es ist, wenn es an allen Ecken und Enden brennt und man eben keine ach so tolle Arbeit und perfekte Familie daheim hat. Der hat ja keine Ahnung!" (Stimme wird brüchig)
- Th.: „Ja, und da ist viel Ärger? Aber auch noch etwas anderes, oder?"
- P.: „Ja, das regt mich auf. Aber es tut halt auch ganz schön weh, wenn man das nicht hat."

Durch empathisches Nachfragen der berichteten Körpersymptome und Aktivierung der beteiligten Gefühle gelingt es Herrn Y., dem Worte zu geben und zu erkennen, dass sich hinter den Bauchbeschwerden auch starke Gefühle verbergen. Im weiteren Verlauf der Stunde sollte eine Bearbeitung dieser Gefühle stattfinden und ein Zugang zu Bedürfnissen ermöglicht werden, damit ein gesun-

der Umgang gelingen kann. Spätestens am Ende der Sitzung sollte eine Einordnung mit psychoedukativen Elementen erfolgen:
- Th.: „Und dieser Druck im Bauch, der ist offenbar manchmal auch Ausdruck starker Gefühle, oder? Wir Menschen nehmen unsere Gefühle immer auch körperlich wahr. Das findet sich auch in unserer Sprache wieder: Bestimmt kennen Sie Ausdrücke wie ‚Schmetterlinge im Bauch‘, ‚Kloß im Hals‘ oder ‚Wut im Bauch‘. Und manchmal ist es gar nicht so leicht, zu unterscheiden, was da in uns gerade vor sich geht. Manchmal ist es ein ganz normaler Prozess, wie z. B. ein Gurgeln als Ausdruck unserer normalen Verdauung, manchmal hat es eine Warnfunktion, wie z. B. Schmerzen nach einer Verletzung, um die wir uns kümmern sollten, und manchmal sendet der Körper auch Signale, die Ausdruck von Emotionen sind, die uns Hinweise auf unsere Bedürfnisse geben möchten. (Psychoedukation zu Bedeutung von Gefühlen und Körpersignalen) Psychotherapie kann helfen, all das etwas besser unterscheiden zu lernen und so einen langfristig besseren Umgang mit Körpersymptomen zu finden. Klingt das für Sie einleuchtend?"

Frau D., Christiane (w 56)
- P.: „Ach, Frau A.: Diese körperliche Unruhe macht mich fertig! Was ist das denn? Vielleicht doch das neue Medikament? Heute ist es wieder besonders schlimm!"
- Th.: „Heute ist wieder ein schlechter Tag. Ich merke, dass Sie ganz aufgeregt sind. Können Sie mir erzählen, wie sich das gerade in Ihnen anfühlt?" (Körpersymptom validieren, offen und interessiert nachfragen)
- P.: „Das ist, als würde ich gleich platzen! So ein Druck. Und ich weiß gar nicht wohin mit mir! Wie soll ich denn jemals wieder funktionieren? Und mich um meine Familie kümmern oder vielleicht sogar wieder arbeiten? Ich bin doch für immer ein psychisches Wrack!" [Patientin beginnt zu weinen]
- Th.: „Da ist ein wahnsinniger Druck in Ihnen, oder? Und ganz viele Ängste, die sich da anschließen, oder? (Paraphrasieren, aber auch Worte für mögliche Gefühle anbieten) Können Sie mir sagen, wo im Körper Sie den Druck am deutlichsten wahrnehmen können?" (Wahrnehmung des Körpersymptoms und Gefühls vertiefen)
- P.: „Ich weiß nicht. Ich glaube so in der Brust. Irgendwie wie so ein Luftballon, der mit Wasser gefüllt ist. Wie diese ‚Wasserbomben‘, die die Kinder früher im Sommer immer gebastelt haben. Aber so kurz vorm Platzen!"
- Th. „Wie so ein Wasserballon in der Brust. Und ist es okay, wenn Sie da mal Ihre Hand drauflegen und diesen Druck mal für einen Augenblick da sein lassen?" (Wahrnehmung vertiefen)
- P.: „Ja, ich versuche es." [Legt ihre Hand auf die Brust; beruhigt sich darüber etwas]
- Th.: „Ja, gut machen Sie das. Und was sagt der Druck in der Brust? Können Sie dem mal Worte geben?" (Vertiefte Exploration des Symptoms und dem Worte geben lassen)

5.5 Unmittelbare Arbeit an Körperbeschwerden und Verhalten

- P.: „Ich habe Angst, dass ich meinen Aufgaben nicht mehr gerecht werde! Ich habe solche Angst, dass ich das alles nicht mehr schaffe. So als Mama und Ehefrau und Logopädin und so."
- Th.: „Der Druck ist v. a. eine riesige Angst, dass Sie das alles nicht mehr schaffen, oder?" (Wortwahl der Patientin aufgreifen, empathisch begleiten)
- P.: „Ja, genau. Vorhin in der Gruppe hat eine Mitpatientin erzählt, wie sie am Wochenende für die Familie gebacken hat und dass sie sich schon auf die Entlassung freut. Da habe ich gemerkt, dass ich das alles nicht mehr kann. Ich habe früher auch gerne für meine Familie gekocht und gebacken. Aber das werde ich alles nie wieder können. Ich bin halt einfach kaputt und meiner Familie bin ich eigentlich auch nur noch eine Last. Das würden die jetzt nicht so sagen, aber …"

Frau D. gelingt es durch die empathische Exploration der Therapeutin, ihre Symptomwahrnehmung zu differenzieren und andere Worte als „Druck" zu finden, nämlich Angst vor Überforderung. Zu erkennen, was hinter dem körperlich erlebten Symptom steht, nämlich die schwer aushaltbare Emotion, kann dabei helfen, langfristig effektivere Strategien zu erarbeiten als die Einnahme von dämpfender Medikation. Die Sitzung könnte folgendermaßen weitergehen:

- Th.: „Frau D.: Stopp! Merken Sie, was gerade passiert? So, wie Sie Ihre Gedanken formulieren, klingt das für mich wie ein ganz schneller Strudel, der einen in den Abgrund zieht. Und ich kann sehen, wie Ihre Anspannung wieder immer mehr wird. Erleben Sie das auch so?" (Kognitive Abwärtsspirale benennen)
- P.: „Ja, aber das ist halt auch die Wahrheit."
- Th.: „Nein. Frau D., das sind negative Gedanken, die Ausdruck Ihrer depressiven Erkrankung sind. Und ich finde es wichtig, dass wir gemeinsam daran arbeiten, dass Sie diesen Gedankenstrudel frühzeitig erkennen und stoppen lernen. Wäre das okay für Sie?"
- P.: „Ja, stimmt schon. Ich werde dann immer negativer und verzweifelter."
- Th.: „Ja, genau das ist gerade passiert, oder? Aber um erkennen zu können, was da gerade in Ihnen passiert, ist es wichtig, zunächst mal genauer hinzuspüren, was Ihnen diese Anspannung heute sagen möchte. Dabei haben Sie erkannt, dass es sich um eine große Angst davor handelt, Anforderungen nicht mehr gerecht zu werden. Aber jetzt macht es keinen Sinn, dieser Angst zu folgen und sich den ganzen Katastrophengedanken um Ihre Zukunft hinzugeben, oder?" (Einordnen der bisherigen Exploration)
- P.: „Nein, das stimmt. Das macht es nur schlimmer!"
- Th.: „Genau, das hat es eben nur noch schlimmer gemacht, oder? Und daher würde ich Ihnen gerne die Technik des Gedanken-Stopps vorstellen. […]"

In beiden Dialogen wurde dargestellt, wie mithilfe von vertiefter empathischer Exploration und Methoden des Focusing Körpersymptome besser verstanden werden können und ein Zugang zu dahinterstehenden Emotionen ermöglicht werden kann. Nicht immer sind funktionelle Körperbeschwerden Ausdruck emotionaler Prozesse. In der Therapie ist es jedoch äußerst hilfreich, Körpersignale besser differenzieren zu lernen und so ein Verständnis dafür zu bekommen, wie den Körperbeschwerden auf eine langfristig lindernde Weise, unter Berücksichtigung bislang unbefriedigter Bedürfnisse, begegnet werden kann.

> **Kein Zugang zu emotionalen Prozessen**
> - Körperempfindungen interessiert zuwenden, vertiefter explorieren, genau beschreiben lassen
> - Kontextfaktoren bei Symptomwahrnehmung genau erfragen
> - Der Körperempfindung Worte geben lassen, ggf. vorsichtig Worte dafür anbieten und von Patienten prüfen lassen
> - Nonverbale Signale während der Schilderung aufgreifen
> - Empfindung im Hier und Jetzt der Stunde aktivieren (hier kann der Patient zur Intensivierung eine Hand auf die entsprechende Körperregion legen)
> - Neben körperlicher Empfindung nach Ebene der beteiligten Gedanken und Gefühle fragen, auch hier ggf. Gefühlswörter anbieten und auf Stimmigkeit prüfen lassen
> - Dem Gefühl eine Gestalt geben lassen (z. B. hart, weich, spitz, stumpf, kalt, warm usw.)
> - Über Exploration des beteiligten Gefühls langfristig hilfreiche Bewältigungsstrategie erarbeiten (z. B. Gedanken-Stopp bei panikmachenden Katastrophengedanken)
> - Einordnen und Nachbesprechen der gewonnenen Erkenntnisse über beteiligte Gefühle und Bedürfnisse
> - Psychoedukation zu Zusammenhang zwischen Körperempfindungen und Gefühlen (Emotionen werden immer auch körperlich erlebt) und Bedeutung von Emotionen als innerer Kompass für wichtige Bedürfnisse

Exkurs: Spannungsprotokoll

Zu Beginn der Behandlung fällt es Patienten mit funktionellen Körperbeschwerden häufig schwer, ihre Körpersignale und Gefühle differenziert wahrzunehmen und zu beschreiben. Patienten sprechen von „Druck", „Stress" oder „Anspannung", die sie quälen. In der praktischen Behandlung hat es sich als hilfreich erwiesen, mit Selbstbeobachtungsverfahren zu arbeiten. Dabei kann mit einfachen Bögen, wie man sie z. B. in der DBT findet (Sutor, 2022), gearbeitet werden. Es können hierbei Spannungskurven über den Tagesverlauf angelegt oder Tabellen bearbeitet werden, in die ein Zahlenwert für die erlebte Anspannung eingetragen wird. Ergänzt werden können Aspekte wie beteiligte Gedanken, Gefühle, körperliche Empfindungen und verwendete Strategien im Umgang damit. Die Schulung der Selbstwahrnehmung von Anspannung hilft,

- Zusammenhänge zwischen psychischem Stress und Körperbeschwerden herzustellen,
- dient als Grundlage für das Wahrnehmungstraining zur weiteren Ausdifferenzierung von Gefühlen und Körpersignalen,
- und stellt somit die Basis zum Erwerb von Regulationskompetenzen dar.

Gerade aufgrund der hohen Komorbidität zu anderen Störungsbildern ist es sinnvoll, Kompetenzen im Umgang mit hoher Anspannung zu erwerben, um zunächst selbstschädigendes Verhalten (z. B. selbstverletzendes Verhalten oder Essanfälle) abbauen zu können. Außerdem kann Lernen nur gelingen, wenn wir uns in einem mittleren Anspannungsniveau befinden (vgl. Yerkes-Dodson-Gesetz, 1908). Daher stellt eine effektive Spannungsregulation eine wichtige Grundlage für die Psychotherapie von funktionellen Körperbeschwerden dar.

Der Körper als Feind: Alles oder Nichts!

Patienten, die wegen quälender Körpersymptome in Therapie kommen, haben oft eine deutlich negativ gefärbte Einstellung ihrem Körper gegenüber. Das zeigt sich u. a. in militärischen Formulierungen wie dem „Kampf gegen die Erkrankung" oder dem Therapieziel, die Symptome zu „besiegen". Der Körper wird dabei zum Feind erklärt. Und so wird er häufig auch behandelt. Aus unserer Erfahrung kann eine erfolgreiche Therapie aber nur gelingen, wenn es wieder möglich wird, eine freundschaftliche Kooperation mit „dem Körper" zu etablieren. Die Trennung zwischen Körper und Psyche ist natürlich künstlich, wie wir in den vorausgegangenen Kapiteln immer wieder gesehen haben. In der Therapie kann es aber Sinn machen, diese artifizielle Trennung vorübergehend herzustellen, um mit primär körperlich erlebten Bedürfnissen wieder in Dialog treten und danach handeln zu können. Wie dies ganz praktisch aussehen könnte, zeigen die folgenden beiden Beispiele.

Frau Q., Xia (w 33)
- Th.: „Ich habe von unserer Pflege erfahren, dass Sie sich heute schon mit Wärmflasche und Bedarfsmedikation eingedeckt haben. Wie geht es Ihnen?"
- P.: „Puh, gar nicht gut. Ich habe solche Bauchschmerzen! Deshalb habe ich auch das Mittagessen ausfallen lassen müssen. Vielleicht können wir heute unsere Stunde auch etwas kürzer halten?"
- Th.: „Ja, achten Sie da gut auf sich und sagen Sie mir gerne Bescheid, wenn Sie eine Pause brauchen oder für heute Schluss machen möchten. (Patientin darin bestärken, auf ihre Bedürfnisse zu achten). Das klingt ja gar nicht gut! Haben Sie eine Erklärung dafür, warum es Ihnen heute so schlecht geht?" (Validieren, nach Erklärungsmodell für Symptomverschlechterung fragen)
- P.: „Ja, wir haben ja besprochen, dass ich mich langsam wieder an andere Lebensmittel rantrauen muss, damit das mit der Verdauung wieder besser wird. Das habe ich versucht und gestern Abend so ein scharfes Curry gegessen und heute zum Frühstück mal wieder Kuhmilch in den Kaffee gemacht und eine Weizen-

semmel dazu gegessen. Das mache ich ja sonst alles nicht. Und jetzt habe ich wieder den Salat! Es reicht mir so mit dem Bauch! Am liebsten würde ich hier abbrechen und einfach wieder mit Reiswaffeln daheim im Bett liegen!"
- Th.: „Wow, da waren Sie richtig mutig und haben sich mit vielen lange vermiedenen Lebensmitteln auf einmal konfrontiert! (Vorsichtiger Hinweis auf mögliche Überforderung des Körpers) Und jetzt sind die Schmerzen wieder da, und das macht Sie richtig sauer und verzweifelt. Kann man das so sagen?" (Paraphrasieren, validieren)
- P.: „Ja, da habe ich mir mal einen Ruck gegeben, weil ich da halt echt endlich mal raus will. Und jetzt habe ich wieder die Quittung!"
- Th.: „Und dann werden Sie für Ihren Mut und Ihr Engagement nicht belohnt, sondern mit solchen Schmerzen bestraft, oder? Das stelle ich mir sehr frustrierend vor!" (Validieren und gleichzeitig Engagement anerkennen)
- P.: „Ja, echt frustrierend!"
- Th.: „War das Curry gestern Abend denn das erste Mal, dass Sie sich hier aus der Komfortzone bewegt haben und ‚neue' Lebensmittel ausprobiert haben?"
- P.: „Ja, davor habe ich eigentlich nur meine vertrauten Sachen gegessen."
- Th.: „Toll, dass Sie das versucht haben. Wie ging es Ihnen dabei?"
- P.: „Naja, da muss ich halt durch. Und irgendwie war es auch ganz lecker und auch nett in Gesellschaft meiner Mitpatientin. Aber als ich abends im Bett war, ging es schon los mit dem Bauchweh."
- Th.: „Sie konnten es in dem Moment sogar genießen, in Gesellschaft zu essen. Wie schön. Aber was ist dann passiert?" (Situationsanalyse zur Symptomverschlechterung)
- P.: „Naja, dann lag ich so im Bett und hab schon so ein Gluckern und Drücken wahrgenommen. Da weiß ich schon, dass es gleich wieder losgeht. Entweder kriege ich dann Durchfall oder habe totale Krämpfe."
- Th.: „Da gingen dann die Beschwerden schon los. Und was haben Sie dann gemacht, als Sie so im Bett lagen?" (Situationsanalyse weiter, kleinschrittiges Nachfragen)
- P.: „Nichts, das muss ich halt dann aushalten."
- Th.: „Und wie ging es dann weiter? Was ging Ihnen durch den Kopf?" (Weiter schrittweise Exploration interner und externer Prozesse um das Auftreten der Symptomatik)
- P.: „Irgendwann muss ich dann eingeschlafen sein. Und dann kam das Frühstück am nächsten Morgen. Da habe ich mich dann gezwungen, mit den Konfrontationsübungen weiterzumachen. Naja, und wie das ausgegangen ist, wissen Sie ja: Jetzt sitze ich hier mit meinen Schmerzen."
- Th.: „Das heißt, Ihnen war am Morgen eigentlich gar nicht nach Essen zumute, aber Sie haben mit eiserner Disziplin Ihr Vorhaben, sich weiter ungewohnten Lebensmitteln auszusetzen, umgesetzt. War das so?" (Hinweis auf überforderndes Verhalten, das körperliche Bedürfnisse übergeht)
- P.: „Ja. Wenn Sie das so sagen, klingt das ganz schön hart."
- Th.: „Ja, da waren Sie ganz schön hart mit Ihrem Körper, oder? Ich habe den Eindruck, dass es da in Ihnen eine Tendenz gibt, sehr schnell und motiviert ganz viel

zu wollen. Und auf der anderen Seite gibt es da einen Teil in Ihnen, der dann bei starken Beschwerden eigentlich genau das andere Extrem möchte: Nur noch ‚Reiswaffeln und Bett' haben Sie gesagt, oder? (Wortwahl der Patientin aufgreifen) Das nennen wir in der Therapie ‚Alles-oder-Nichts-Denken' und beobachten wir häufig bei unseren Patienten. Und das ist auch so nachvollziehbar, wenn man mit so vielen körperlichen Rückschlägen zu kämpfen hat. (Empathische Konfrontation mit dysfunktionalem Alles-oder-Nichts-Konzept) Langfristig haben wir aber die Erfahrung gemacht, dass man eher zum Ziel kommt, wenn man einen moderaten Mittelweg findet. Vielleicht können wir zusammen überlegen, wie Sie sich weiterhin in kleinen Schritten mit ungewohnten Lebensmitteln konfrontieren können, ohne dass Ihr Wille Ihren Körper überholt."

Herr R., Xander (m 25)
- P.: „Boah, der Schwindel ist heute wieder schrecklich! Ich will mich eigentlich nur hinlegen!"
- Th.: „Heute ist es wieder besonders schlimm? Und Sie sehen auch müde aus, oder?" (Eindruck zu äußerer Erscheinung wohlwollend rückmelden, validieren)
- P.: „Ja, bin ich auch. Ich war auch viel zu lange wach, gestern."
- Th.: „Das kommt auch noch dazu, oder? Wie erklären Sie sich, neben dem Schlafmangel, dass der Schwindel heute wieder so stark ist?"
- P.: „Ich weiß auch nicht. Mein Körper macht halt, was er will. Aber vielleicht habe ich es auch heute Morgen etwas übertrieben. Ich habe im Sportraum mal wieder seit Langem etwas Kraftsport gemacht. Ich kann mich ja gar nicht mehr leiden, seit ich abgenommen haben und noch schmächtiger aussehe!"
- Th.: „Da gibt es eine Seite in Ihnen, die mit Ihrem Äußeren unzufrieden ist?"
- P.: „Ja, ich finde mich viel zu dürr. Das sieht halt blöd aus."
- Th.: „Und wie ging es Ihnen während des Sportes? Sie haben ja auch nicht viel geschlafen, oder?"
- P.: „Hm, ja. Ich war schon müde und fertig. Und der Schwindel eben. Hatte auch noch nicht gefrühstückt, weil ich den Sport unbedingt zeitlich noch unterkriegen wollte."
- Th.: „Das heißt, da haben Sie schon gemerkt, dass Ihr Körper eigentlich müde und hungrig war. Aber da war auch der Vorsatz, heute Kraftsport zu machen, oder?" (Vorsichtig mit überforderndem Verhalten konfrontieren)
- P.: „Ja, aber das habe ich mir fest vorgenommen."
- Th.: „Und kennen Sie das von sich, dass Sie da auch mal über Ihre körperlichen Bedürfnisse hinweggehen?" (Nach Muster von Ignorieren körperlicher Bedürfnisse fragen)
- P.: „Ja, muss ich ja. Ich habe ja eh immer irgendwelche Symptome. Außerdem kann ich meinen Körper noch weniger leiden, seit ich mich auch noch so dünn und unattraktiv fühle. Und ich bin ja auch hier, damit ich gegen diese Zuckungen und den Schwindel ankämpfe."
- Th.: „Das heißt, Ihr Körper ist eigentlich eher Ihr Feind, gegen den man ‚ankämpfen' muss. Kann man das so sagen?" (Metapher des „Kampfes" gegen den Körper aufgreifen)

- P.: „Ja, schon! Der macht eigentlich schon immer nur Probleme!"
- Th.: „Der macht nur Probleme und erschwert Ihnen mit seinen Symptomen das Leben, oder?"
- P.: „Ja, das ging ja schon als kleines Kind mit dem Herzfehler los. Und dann schon im Kindergarten immer mehr Infekte als die anderen Kinder und so!"
- Th.: „Ja, das war schon immer schwierig mit Ihrem Körper, oder? Und ich glaube, das ist ein wichtiger Punkt für unsere Therapie. Denn, wie Sie wissen, setzt unsere Behandlung da an, wo Sie Ihren Körper in kleinen Schritten wieder mehr in die Aktivität bringen sollen, damit der Schwindel weniger werden kann. Dafür ist es aber zwingend notwendig, dass Sie eng mit Ihrem Körper zusammenarbeiten und seine Signale ernst nehmen. Macht das für Sie Sinn?" (Wahrnehmung von Köpersignalen und danach handeln als wichtiger Teil der Therapie)
- P.: „Ja, das macht schon Sinn. Aber mein Körper macht halt immer nur Probleme."
- Th.: „Ja, da haben Sie in letzter Zeit wenig gute Erfahrungen gemacht, oder? Wäre es okay, wenn wir dazu mal eine kleine Übung machen?" (Einverständnis zu Übung einholen)
- P.: „Ja, können wir schon machen."
- Th.: „Mein Vorschlag ist, dass Sie Ihrem Körper mal all das sagen, was Sie ihm vorwerfen. Wäre das okay?"

Diese Übung kann in der Stunde mit Zuhilfenahme eines zweiten leeren Stuhles erfolgen, auf den „der Körper" gesetzt wird. Es können alternativ auch alle Vorwürfe auf einem Flip-Chart gesammelt oder als Hausaufgabe in Form eines Briefes an den Körper ausgedrückt werden.

[Der Patient drück viel Ärger in Form zahlreicher Vorwürfe gegen den Körper aus.]

- Th.: „Puh, das ist ja eine ganz Menge, was Sie Ihrem Körper vorwerfen. Und wenn Sie das so hören: ‚Du machst mir nur das Leben schwer! Und du bist so dünn und hässlich! Wegen dir kann ich nicht mehr arbeiten und habe kaum mehr schöne Momente im Leben!' Wie klingt das für Sie?"
- P.: „Hm, schon ganz schön hart eigentlich."
- Th.: „Ja, ganz schön hart, oder? Was erleben Sie, wenn Sie das sagen: ‚Das ist ganz schön hart!'"
- P.: „Da tut er mir fast ein bisschen leid!"
- Th.: „Mhm, da ist nicht nur die Wut auf den Körper, sondern er tut Ihnen auch ein bisschen leid, wenn Sie so streng mit ihm sind, oder?"
- P.: „Ja, irgendwie schon. Eigentlich sollte ich ihm ja dankbar sein, dass ich nichts Schlimmeres wie Krebs oder so habe."
- Th.: „Das heißt, da ist auch ein bisschen Dankbarkeit. Unser Ziel ist es ja, dass Sie in unserer Therapie mit Ihrem Körper zusammenarbeiten und die Grenzen und Bedürfnisse Ihres Körpers respektieren. Ich glaube, das wäre leichter, wenn Sie beispielsweise der Dankbarkeit Ihrem Körper gegenüber etwas mehr Raum geben und mehr in einen freundschaftlichen Austausch kommen können. Wie klingt das für Sie?"

Durch die therapeutisch angeleitete Externalisierung des „Körpers" wie eine eigene Person kann es gelingen, wieder mehr in den Austausch und wieder in Kontakt mit körperlichen Bedürfnissen zu kommen. Um zu erreichen, dass die Ablehnung des eigenen Körpers etwas weniger hart werden kann, ist es sinnvoll, Mitgefühl oder Dankbarkeit zu wecken und ausdrücken zu lassen. Dies braucht nach jahrelanger Erfahrung von „Krieg" gegen den Körper Zeit. Gelingt dies, ist ein wichtiger Grundstein für die weitere Körperarbeit gelegt. Eine gute Beziehung braucht aber auch Pflege. Das gilt auch für die Beziehung zum eigenen Körper. Daher empfehlen wir im nächsten Schritt, selbstfürsorgliche Aktivitäten mit Körperbezug (z. B. ein Bad nehmen, Spaziergang in der Natur, Düfte usw.) als feste Verabredungen mit sich selbst einplanen zu lassen. Zudem hat es sich als hilfreich erwiesen, im Tagesverlauf immer wieder bei sich „Einchecken" zu lassen und sich dabei die Frage zu stellen: „Was braucht mein Körper gerade?". So kann es mittelfristig gelingen, wieder eine wohlwollendere Beziehung zum eigenen Körper zu etablieren und so in der unmittelbaren Arbeit an den Körperbeschwerden ein gesundes Maß an Herausforderung ohne Überforderung zu finden.

> **Der Körper als Feind: Alles oder Nichts!**
> - Erklärungsmodell des Patienten für Symptomverschlechterung erfragen
> - Große Anstrengung/Engagement in Therapie validieren
> - Wertschätzende Konfrontation mit der Hypothese, dass das betroffene Körpersystem durch exzessives Üben/Konfrontieren überfordert wurde
> - Herausarbeiten von dysfunktionalem Verhalten wie „Alles-oder-Nichts-Denken"
> - Psychoedukation zur Bedeutung von Bedürfniswahrnehmung (und damit Spüren von körperlichen Grenzen) in der Therapie von Körperbeschwerden
> - Zunächst all die Kritik und Abwertung des „kranken" Körpers zum Ausdruck bringen lassen (z. B. leeren Stuhl, Flip-Chart oder Brief an den Körper)
> - Mitgefühl und/oder Dankbarkeit dem eigenen Körper gegenüber anstoßen und fördern und damit wieder in einen wohlwollenden Dialog mit dem eigenen Körper kommen
> - Selbstfürsorge mit Körperbezug (z. B. ein Bad nehmen, Spaziergang in der Natur, Düfte usw.) fest in den Tag einplanen lassen
> - Mehrmals täglich bei sich „Einchecken", mit der Frage: „Was braucht mein Körper gerade?"

Umgang mit Hilfsmitteln

Ein Diskussionspunkt mit Patienten in der Therapie funktioneller Störungen ist der Umgang mit Hilfsmitteln. Je nach Störungsbild kommen Patienten oft zum Beispiel mit Gehhilfen wie Unterarmgehstützen, Rollatoren oder Rollstuhl in die Behandlung. Patienten mit Schluckstörungen nehmen beispielsweise nur noch flüssige oder andersherum nur noch eingedickte Nahrung zu sich oder werden bei schlimmeren Ausprägungen sogar enteral über eine Sonde versorgt (s. Exkurs: Schluckstörungen). Zunächst können Hilfsmittel im Therapieprozess hilfreich sein, um Aktivität und Konfrontation erst zu ermöglichen. Im Verlauf ist es zielführend, Patienten von Hilfsmitteln schrittweise zu „entwöhnen". Dies soll individualisiert gemeinsam mit Patient und dem Gesamtbehandlungsteam erfolgen.

In der Behandlung kommt es immer wieder vor, dass Patienten dieser „Entwöhnung" skeptisch gegenüberstehen oder sogar genau das Gegenteil einfordern. Wie damit umgegangen werden kann, zeigt das folgende Beispiel.

Frau M., Ulrike (w 24)
- P.: „Wenn so ein heißer Sommertag ist wie heute, da komme ich kaum vom Fleck! Diese Gangstörung ist ganz schön anstrengend. Gut, dass ich die Krücken habe! Denken Sie, es gibt vielleicht noch irgendwo hier auf Station einen übrigen Rollstuhl, den ich nutzen könnte?"
- Th.: „Ja, zurzeit ist ganz schön heißes Wetter. Und das macht das Laufen für Sie noch anstrengender, oder? Können Sie mir mal beschreiben, wo Sie da in der Therapie gerade stehen?" (Aktuellen Stand in Bezug auf Bewegungsstörung und Grund für Bitte um Hilfsmittel eruieren)
- P.: „Ich übe ja immer ganz fleißig mit der Physiotherapeutin und der Pflege. Und eigentlich versuche ich ja auch dazwischen immer mal im Park einen kleinen Spaziergang zu machen. Ich komme auf jeden Fall schon etwas weiter als noch vor ein paar Wochen. Aber danach bin ich ganz schön platt und muss mich erstmal hinlegen."
- Th.: „Wow, da sind Sie ja ganz schön fleißig! (Aktive Therapieteilnahme und selbstständiges Üben würdigen und verstärken) Aber es ist auch anstrengend, oder?"
- P.: „Ja, andere machen halt einfach mal einen Spaziergang zur nächsten Eisdiele, und für mich ist es schon ein Kraftakt, eine kleine Runde im Park zu drehen."
- Th.: „Ja, das ist noch ganz schön anstrengend. Und da ist uns auch wichtig, dass Sie gut auf Ihre Grenzen hören. Gleichzeitig braucht es in der Therapie auch, dass Sie in einem Belastungsbereich üben, der sich für Ihren Körper herausfordernd anfühlt. Nur so können wir eine Veränderung in der Verarbeitungsstörung im Gehirn erreichen, die diese Schwäche in den Beinen verursacht." (Hinweis auf Therapierational: Üben im herausfordernden Bereich als Voraussetzung für Veränderung der Verarbeitungsstörung im Gehirn)
- P.: „Ja, das verstehe ich. Aber könnte ich vielleicht trotzdem einen Rollstuhl haben, damit ich abends mit den Mitpatienten mal einen weiteren Ausflug ins Eiscafé machen kann?"
- Th.: „Frau M., ich verstehe Ihren Wunsch. Und gleichzeitig sehen wir aus therapeutischer Sicht die Nutzung eines Rollstuhls bei Ihren Symptomen kritisch. Ich möchte Ihnen gerne erklären warum: Wenn Sie vermehrt im Rollstuhl sitzen,

passiert es, dass Sie die Muskeln in Ihren Beinen weniger nutzen und damit eine Korrektur der Leitungsstörung zwischen Ihrem Gehirn und Ihren Muskeln in den Beinen nicht stattfinden kann. Manchmal passiert es sogar, dass die Beschwerden schlimmer werden, weil die Muskulatur dadurch abbaut. Außerdem entsteht so eine psychische Abhängigkeit vom Rollstuhl, und Sie haben irgendwann das Gefühl, dass Sie gar nicht mehr ohne ihn können. Das möchten wir gerne verhindern und langfristig viel mehr darauf hinarbeiten, dass es auch wieder ohne die Krücken gehen kann. Ist das für Sie nachvollziehbar?" (Psychoedukation zu langfristig negativen Folgen von Rollstuhlnutzung)

Je nach Stand im therapeutischen Prozess könnte natürlich in diesem Beispiel das Hilfsmittel auch bereitgestellt werden (um z. B. einen einmaligen Ausflug in der Gemeinschaft der Mitpatienten zu ermöglichen). Relevant ist die klare Einschätzung gemeinsam mit der Patientin und dem Behandlungsteam und die ebenso klare Kommunikation, warum die Nutzung von Hilfsmitteln aus therapeutischer Sicht günstig oder ungünstig ist.

Exkurs: Schluckstörungen: Eindicken von Flüssigkeit
In der psychosomatisch-psychotherapeutischen Behandlungspraxis begegnet man nicht selten Patienten mit Schluckstörungen. Insbesondere, wenn das Schlucken von Flüssigkeiten nicht mehr möglich ist, entsteht sowohl aufseiten der Patienten als auch aufseiten der Behandler große Sorge vor einer Dehydrierung. Dies führt häufig zu hohem Handlungsdruck, welcher die Symptomatik in der Regel noch verstärkt. Es hat sich als hilfreich erwiesen, Flüssigkeiten mit entsprechenden, in den Apotheken bestellbaren Pulvern einzudicken. Langfristig sollte natürlich immer auf einen Abbau von Hilfsmitteln hingearbeitet werden. Kurzfristige Erleichterungen, insbesondere dann, wenn so eine invasivere Form der Behandlung (hier: Magensonde, Infusion) abgewendet werden kann, sollen in jedem Fall angeboten werden. Es gilt auch hier der Grundsatz: So viel wie nötig, um Schlucken zu ermöglichen, so wenig wie möglich, mit dem Ziel der langfristig vollständigen Entwöhnung von Hilfsmitteln.

Umgang mit Hilfsmitteln
- Wunsch nach Hilfsmittel ernst nehmen und Gründe explorieren
- Bemühungen zur aktiven Therapieteilnahme positiv verstärken und würdigen
- Psychoedukation zu Nutzen und zu langfristig negativen Konsequenzen von Hilfsmitteln
- Grundsatz: So viel wie nötig, so wenig wie möglich, mit dem langfristigen Ziel der Entwöhnung vom Hilfsmittel

5.6 Wertschätzende Konfrontation mit aufrechterhaltenden Faktoren

Einbeziehen von Angehörigen

In der Behandlung erleben wir häufig, dass ungünstige Beziehungskonstellationen mit Bezugspersonen den Therapieverlauf negativ beeinflussen und Symptome aufrechterhalten. Das ist von Angehörigen oft nicht böse gemeint und stellt nicht immer offensichtlich schädliches Verhalten (wie beispielsweise körperliche oder verbale Gewalt) dar. Manchmal entwickeln sich in der Folge der funktionellen Störung, oder auch schon vor Beginn dieser, Verhaltensmuster, welche im Suchtbereich als Co-Abhängigkeit bezeichnet würden. Das ist kein wissenschaftlich einheitlich definierter Begriff, meint jedoch ein Verhalten, das es dem Erkrankten schwer macht, aus dem Muster der Sucht auszusteigen, da z. B. für ihn Schulden beglichen werden, die durch die Sucht entstanden sind, oder Alkohol eingekauft wird, um einen bedrohlichen Entzug zu verhindern. Auch bei funktionellen Störungen beobachten wir solches Angehörigenverhalten: So werden die Betroffenen beispielsweise über die Maße von allen körperlich anstrengenden Aufgaben entbunden, die Kommunikation mit Behandlern wird den Betroffenen abgenommen oder Freunde und Bekannte instruiert, den Erkrankten nicht auf seine Beschwerden anzusprechen. Langfristig führt dies jedoch zu mehr und mehr Autonomieverlust. Das hat zur Folge, dass korrigierende Körpererfahrungen, die für eine Veränderung der Verarbeitungsstörung im Gehirn von zentraler Bedeutung sind, nicht stattfinden können und sich Betroffene immer weniger als selbstwirksam erleben. Aber auch offensichtlich schädigende Verhaltensweisen von Angehörigen werden Ihnen als Behandler in der Therapie begegnen. Meist wird dies von Patienten zunächst verschwiegen und ist sehr schambehaftet. Ein Ausbrechen aus dysfunktionalen Strukturen, wie z. B. aus einer von häuslicher Gewalt geprägten Ehe, wird durch die Symptomatik noch erschwert. Wie Angehörige behutsam in die Behandlung einbezogen und mit ungünstigem Verhalten konfrontiert bzw. Patienten in ihrer Autonomie in engen Beziehungen gestärkt werden können, sollen die folgenden Beispiele zeigen.

Frau M., Ulrike (w 24)

[Zur Sitzung sind die Eltern der Patientin gekommen, um ein gemeinsames Familiengespräch zu führen. Anliegen der Familie ist es, mehr Sicherheit im Umgang mit der Symptomatik der Tochter zu gewinnen.]

- Th.: „Frau M., Herr M., wie schön, dass Sie heute herkommen konnten! Mein Name ist Frau A. und ich bin die Bezugs-Psychotherapeutin Ihrer Tochter. Ich freue mich, dass wir uns heute kennenlernen!"
- V.: „Ja, hallo. Ebenso."
- M.: „Ich freue mich auch, hallo!"
- Th.: „Wir haben ja am Telefon bereits darüber gesprochen, dass Sie sich oft unsicher fühlen, wie Sie mit Ihrer Tochter umgehen sollen, oder? Wäre das Ihr Anliegen für heute oder ist da noch was dazugekommen?" (Anliegen und

5.6 Wertschätzende Konfrontation mit aufrechterhaltenden Faktoren

Erwartungen aufseiten der Angehörigen klären; am besten bereits bei Kontaktaufnahme vor dem Gespräch)
- V.: „Ja, das wäre eigentlich das Wichtigste! Da sind wir oft unsicher. Will jetzt die Uli, dass wir die Gangstörung zum Thema machen, oder sollen wir es am besten einfach ignorieren und sie ganz normal behandeln, als wäre nichts? Keine Ahnung, wie man das richtig macht!"
- Th.: „Ja, da ist viel Unsicherheit im Umgang, oder? Aber jetzt frage ich vorher nochmal Ihre Tochter: Frau M., haben Sie denn darüber hinaus ein Anliegen für den heutigen Termin?" (Anliegen aufseiten der Patientin klären)
- P.: „Nein. Eigentlich nicht. Das wäre mir schon auch wichtig, dass mich die nicht immer so komisch wie ein rohes Ei behandeln und dann im nächsten Moment wieder so tun als wäre nichts. Das ist irgendwie echt anstrengend."
- Th.: „Okay, das wäre also für Sie auch das Thema: Wie können sich Ihre Eltern im Umgang mit der Gangstörung verhalten, dass es für alle passt? Wir haben ca. 50 min Zeit und können uns so dem Thema mal nähern. Es besteht sonst auch die Möglichkeit, dass wir im Verlauf Ihres Aufenthaltes bei uns nochmal einen Folgetermin vereinbaren. (Rahmen klären) Wollen Sie beide mir vielleicht einfach mal erzählen, wie so ein Tag bei Ihnen am Wochenende, wenn Ihre Tochter zuhause ist, abläuft? Zum Beispiel der letzte Samstag. Und vielleicht können Sie dazusagen, wo da bei Ihnen Unsicherheit aufgetaucht ist." (Konkretisieren des Anliegens)
- M.: „Mhm. Das fängt eigentlich damit an, dass ich die Uli, wenn sie ankommt, in ihr Zimmer nach oben begleite und für sie ihre Reisetasche ausräume, damit ich schon mal alles für die nächste Woche in der Klinik waschen kann. Meistens bringe ich ihr dann noch ein Stück Kuchen ins Zimmer, weil die Küche ja im Erdgeschoss ist. Zum Mittagessen helfen wir ihr dann runter. Das ist uns wichtig, dass wir gemeinsam essen."
- V.: „Ja, genau. Und wir haben ihr jetzt einen übrigen Rollator von unserer Oma geholt, damit sie es im Haus etwas leichter hat. Nur die Schwelle vom Wohnzimmer auf die Terrasse ist etwas schwierig, aber da helfen wir der Uli dann, gell?"
- Th.: [An Patientin gewandt] „Und wie verbringen Sie dann Ihre Freizeit am Nachmittag oder Abend? Ein Therapieziel ist es ja, mal wieder selbstständig mit Freundinnen auszugehen und selbst mit öffentlichen Verkehrsmitteln unterwegs zu sein, oder?" (Frage nach Fortschritten im Hinblick auf Therapieziele im häuslichen Umfeld, vor dem Hintergrund des Wunsches nach mehr Autonomie)
- P.: „Naja, ich war schon mal mit meiner besten Freundin am See. Aber da hat mich der Papa hingefahren."
- V.: „Ja, da fährt kein Bus hin. Außerdem ist das doch mit den Krücken wahnsinnig anstrengend und umständlich, oder?"
- Th.: „Ja, das stimmt. Das ist herausfordernd. Und ich höre, dass Sie beide Ihre Tochter da so gut es geht unterstützen wollen und ihr sogar einen Rollator besorgt haben, damit der Alltag nicht so anstrengend ist. Aber genau das ist Teil unseres Therapiekonzeptes: Wir gehen derzeit in der Forschung davon aus, dass es sich bei Symptomen wie der Gangstörung Ihrer Tochter um eine Art ‚Fehlverschaltung' in der Wahrnehmung und Bewegungsplanung im Gehirn handelt. Das

heißt, wenn das Gehirn ein Computer wäre, gehen wir nicht von einem Hardware-Schaden, sondern einem Software-Fehler aus. Der kann auch wieder behoben werden. Aber nur dann, wenn man das entsprechende Programm auch nutzt und so eine ‚Umprogrammierung' durchführen kann. Das geht nicht bei ausgeschaltetem Computer. Und das klappt auch nur dann, wenn der Körper in einem Anstrengungsbereich übt, der herausfordernd und ein bisschen mühsam ist. Sonst kann sich die ‚Fehlverschaltung' im Gehirn nicht verändern." (Psychoedukation zu funktionellen Störungen unter Einbezug von verständlichen Metaphern; Erläuterung des Therapierationals und Konzept in der stationären Behandlung)
- V.: „Ah, ja. Das macht Sinn. Und das heißt, dass die Uli zuhause mehr laufen soll, oder? Also sollen wir mit ihr trainieren, oder wie?"
- Th.: „Ja, im Prinzip heißt es das. Die Schwierigkeit besteht darin, dass es auch ein ‚zu viel' geben und im Moment noch überfordernd sein kann."
- M.: „Ja, genau. Das hatten wir auch schon, dass wir am Samstag was unternommen haben und die Uli dann am Sonntag nur im Bett war, weil sie das so ausgepowert hat."
- Th.: „Genau. Und da ist es wichtig, gut miteinander im Austausch zu bleiben. (Zu Austausch über Wünsche und Bedürfnisse animieren) Unser Ziel ist es, dass Ihre Tochter wieder mehr und mehr selbstständiger wird und bald auch wieder ohne Krücken auskommen kann. Aber in kleinen machbaren Schritten. (Angehörige über Therapieziel und -konzept informieren) [An Patientin gewandt] Frau M., wenn Sie das so hören, wie geht es Ihnen gerade?" (Patientin nicht im Dialog mit Angehörigen verlieren, aktiv immer wieder mitansprechen)
- P.: „Hm, das stimmt schon. Daheim werde ich schon ganz schön geschont. Und ich weiß eigentlich auch, dass das für die Therapie nicht so gut ist. Hier in der Klinik muss ich viel mehr selber machen. [An die Eltern gerichtet] Aber ich will euch halt auch nicht enttäuschen, wenn ihr euch schon so viel Mühe gebt."
- Th.: „Das heißt, da gibt es einen Teil in Ihnen, der eigentlich auch daheim gerne selbstständiger wäre, und der irgendwie spürt, dass das für die Therapie auch wichtig ist?"
- P.: „Ja, genau."
- Th.: „Wäre es eine Idee, dass wir mal konkret für das nächste Wochenende vorbesprechen, was Sie gerne alleine versuchen möchten und wo Sie aber Hilfe noch gerne dankbar annehmen?" (Belastungserprobung am Wochenende für die Angehörigenarbeit nutzen und konkrete Pläne für neues Verhalten besprechen)

Frau D., Christiane (w 56)
[Frau D. wünscht ein Paargespräch mit ihrem Mann. Dieses soll heute vorbesprochen werden.]

- Th.: „Sie haben mir erzählt, dass Sie gerne ein Paargespräch mit Ihrem Mann hätten. Können Sie mir erzählen, wie es zu diesem Wunsch kam?" (Anliegen erfragen)

5.6 Wertschätzende Konfrontation mit aufrechterhaltenden Faktoren

- P.: „Mhm, ja. Eigentlich denke ich darüber schon länger nach. Aber in der letzten Woche haben wir ja viel über meine Sorge gesprochen, dass ich das zuhause alles nicht mehr schaffe. Und als ich am Wochenende da war, ist mir aufgefallen, wie sehr mich mein Mann da auch unter Druck setzt. Der ist ja eigentlich ein ganz toller, erfolgreicher Mann. Der verdient gut, versorgt die Familie, sieht gut aus und …"
- Th.: „Ja, der ist eigentlich ein toller Mann. Aber irgendwie setzt er Sie auch unter Druck, sagen Sie?"
- P.: „Ja. Manchmal ist der schon auch gemein." [Patientin senkt den Blick, Stimme wird leiser]
- Th.: „Ich merke, das ist Ihnen unangenehm darüber zu sprechen, oder? Können Sie trotzdem versuchen mir zu erzählen, was Sie mit ‚gemein' meinen?" (Scham validieren, dabei interessiert und zugewandt bleiben)
- P.: „Naja, da fielen schon so Sätze wie: ‚Du hast ja nichts zu tun den ganzen Tag, außer deinen Haushalt. Du weißt ja gar nicht was Stress bedeutet.' oder ‚Ich wünschte, ich hätte eine Frau geheiratet, die nicht so psychisch labil ist und die kleinsten Dinge deshalb nicht auf die Reihe kriegt.' Das hat schon irgendwie wehgetan."
- Th.: „Das hat Ihr Mann zu Ihnen gesagt?! Das ist ganz schön verletzend!" (Authentisch rückmelden, dass Verhalten des Mannes nicht in Ordnung ist)
- P.: „Ja, schon!"
- Th.: „Gibt es in Ihrer Ehe darüber hinaus Situationen, in denen Ihr Mann Ihre Interessen und Bedürfnisse nicht ernst nimmt oder sogar abwertet?" (Nach weiteren Merkmalen verbaler Gewalt fragen)
- P.: „Naja, er arbeitet halt echt viel. Und da versteht er halt nicht, dass die Pflege seines Vaters und die Kinder neben meiner Arbeit in der Praxis schon auch herausfordernd sind. Und wenn ich mich mal mit Freundinnen treffen will, dann sagt er schon mal: ‚Wovon brauchst du denn bitte einen Ausgleich? Du tust ja nichts den ganzen Tag außer ein bisschen putzen und dem Vati mal ein Brot schmieren.' Und dann hält er mir vor, dass er den größeren Anteil an der Miete zahlt und ich mich nur auf seinem Fleiß ausruhe und so. Und da hat der schon auch recht. Er ist wirklich fleißig und hat immer viel hintenangestellt, damit er so erfolgreich wurde und …"
- Th.: „Frau D., Stopp! Ich möchte gerne für einen Moment dabei bleiben, was Sie gerade erzählt haben: Ihr Mann scheint Sie und Ihre immense Belastung durch die Körperbeschwerden, die Pflege, den Haushalt, die Versorgung Ihrer Kinder und Ihren Beruf überhaupt nicht ernst zu nehmen und sogar zu belächeln und abzuwerten. Das ist nicht in Ordnung, Frau D.! (Erneut Markieren, dass Verhalten des Mannes nicht in Ordnung ist und Patientin in ihrem Leid validieren) Ist es denn schon mal vorgekommen, dass Ihr Mann handgreiflich wurde, Sie oder die Kinder z. B. in einer Auseinandersetzung mal geschubst oder sogar geschlagen hat?" (Häusliche Gewalt offen erfragen)
- P.: „Nein, das nicht. Handgreiflich ist er nie geworden. Da hat der sich schon im Griff. Aber Worte tun halt auch weh."

- Th.: „Ja, da haben Sie recht. Gewalt hat viele Gesichter. Und es gibt auch verbale Gewalt. Da gibt es keine einheitliche wissenschaftliche Definition dafür, aber darunter versteht man im Allgemeinen, dass Worte dazu verwendet werden, jemanden abzuwerten, zu beleidigen, zu demütigen oder Macht und Kontrolle auszuüben. Und das hat Folgen für das Selbstwerterleben des Opfers." (Begriff „verbale Gewalt" einführen, erklären und Patientin darüber nochmals validieren)
- P.: „Hm, ja. Das kann man schon so sagen. Als Gewalt habe ich das noch nicht gesehen. Aber das ist schon irgendwie so."
- Th: „Ja, das tut schon weh, sagen Sie, oder? Da werden Sie zwar nicht körperlich verletzt, aber in Ihrer psychischen Gesundheit. Solche Sätze verunsichern Sie und geben Ihnen das Gefühl, nicht gut genug zu sein, oder? [Patientin nickt] Wenn Ihnen eine gute Freundin erzählen würde, dass Sie all diese beschriebenen Aufgaben jeden Tag ohne Pause zu bewältigen hat, was würden Sie der sagen?" (Perspektivwechsel anregen, Selbstmitgefühl fördern)
- P.: „Hm, ja. Der würde ich wahrscheinlich schon sagen: ‚Hey, das ist ja eine ganze Menge. Pass gut auf dich auf und tu dir auch mal was Gutes, damit du nicht zu kurz kommst.'"
- Th.: „Ja, da könnten Sie anerkennen, dass die ganz schön viel leistet und dass das echt richtig anstrengen ist. Und dass man das nur durchhält, wenn man für einen Ausgleich sorgt, oder? Und was würden Sie sagen, wenn die Freundin erzählt: ‚Mein Mann findet, das ist alles eine Kleinigkeit. Das erledigt man doch nebenbei!'"
- P.: „Ja, Sie haben schon recht. Der würde ich sagen: ‚Dein Mann spinnt doch. Soll der doch mal eine Woche den ganzen Mist übernehmen. Dann wird er schon sehen!' Und jetzt, wo ich in der Klinik bin, kommt der auch schon an seine Grenzen. Obwohl der Schwiegervater zur Kurzzeitpflege weg ist."
- Th.: „Ja, die würde sagen: ‚Der spinnt doch!', oder? Das ist nämlich ganz schön verletzend, das so kleinzureden. Und Sie haben hier schon oft darüber gesprochen, dass Sie sich wahnsinnig unter Druck fühlen, oder? Manchmal fühlt es sich an wie ein Luftballon in der Brust, der kurz vor dem Platzen ist. Und das ist kein Wunder, wenn zu den vielen Anforderungen noch oben draufkommt, dass Sie gar nicht gesehen werden in dem, was Sie da jeden Tag leisten. Und wenn Sie sogar noch abgewertet werden, wenn Sie Ihre Bedürfnisse ausdrücken und auch noch für Ihre Erkrankung beleidigt werden!" (Zusammenhang zwischen verbaler Gewalt und Symptomatik herstellen)
- P.: „Hm, das klingt ganz schön hart, wenn Sie das so sagen. Aber stimmt schon irgendwie. Deshalb wäre vielleicht ein Paargespräch nicht schlecht, oder?"
- Th.: „Ja, da kann ich Ihren Wunsch gut verstehen. Wichtig dafür ist, dass Sie für sich klar sind, dass Ihr Mann ein Verhalten zeigt, das Sie nicht länger tolerieren möchten, und dass Sie es ihm gegenüber schaffen, das auch zu kommunizieren. Denn Sie merken gerade an den Wochenenden daheim ganz deutlich, dass da ein Zusammenhang zu Ihren Beschwerden besteht, oder?"
- P.: „Ja, da haben Sie schon recht. Können Sie mir da helfen, wie ich das am besten anspreche?"

- Th.: „Ja, das können wir gerne zusammen üben, wenn Sie mögen. Wir könnten uns dazu einen leeren Stuhl nehmen, auf dem Sie sich Ihren Mann vorstellen. Dann können wir zusammen ausprobieren, wie Sie es so formulieren könnten, dass Ihre klare Botschaft von ‚Ich möchte das so nicht mehr!' bei Ihrem Mann ankommt. Wollen wir das mal versuchen?" (Abgrenzendes Verhalten mit einem leeren Stuhl üben, dabei auch nonverbale Haltung, Stimmqualität usw. mit einbeziehen und, wenn möglich, abgrenzenden Ärger in Patientin aktivieren, der hilft, nicht „einzuknicken")

In beiden Fällen verhalten sich Angehörige symptomaufrechterhaltend. Ein erster wichtiger Schritt ist es, Patienten und deren Familien dies bewusst zu machen. Bei Frau M. zeigt sich zudem, wie wichtig es ist, dass die nächsten Bezugspersonen über das Therapiekonzept informiert sind, um sich auch entsprechend hilfreich verhalten zu können. Bei Frau D. hingegen geht es primär darum, sich gegenüber dem verbal aggressiven Verhaltens des Partners zur Wehr zu setzen und dieses nicht länger zu tolerieren. Ein wichtiger Schritt ist es auch hier, einen Zusammenhang zwischen der Symptomatik und der Belastung, die durch das Verhalten des Partners entsteht, herzustellen. (Für professionelle Hilfe bei Anzeichen häuslicher Gewalt s. Abb. 5.5.)

Es kann hilfreich sein, Angehörigengespräche in Begleitung eines weiteren, zweiten Therapeuten zu führen. So kann vermieden werden, dass der Bezugstherapeut für „seinen" Patienten Partei ergreift oder in Form eines überkompensatorischen Verhaltens dies genau um jeden Preis verhindern möchte, sich nur den Angehörigen zuwendet und dadurch den Patienten im Gespräch verliert.

In der stationären Behandlung hat es sich bewährt, dass Patienten möglichst an allen Wochenenden eine sogenannte „Belastungserprobung" im häuslichen Umfeld machen, um den Transfer von Therapiefortschritten auch unter den oft erschwerten Bedingungen des Alltags auszuprobieren und so auch die Möglichkeit zu haben, Schwierigkeiten dabei anschließend in der Therapie zu besprechen. Dies erleichtert bei Entlassung den Übergang zurück in das gewohnte Umfeld und beugt Rückfälle

---

Überblick über Hilfen bei häuslicher Gewalt:

- Hilfetelefon Gewalt gegen Frauen: Telefon 116 016 (24 Stunden, kostenfrei), oder Sofort-Chat unter www.hilfetelefon.de
- Hilfetelefon Gewalt an Männern: Telefon 0800 1239900
- Opfer-Telefon des WEISSEN RINGS: Telefon 116 006 (7-22 Uhr, kostenfrei)
- Telefonseelsorge: Telefon 0800 111 0 111 oder 0800 111 0 222 (24 Stunden, kostenfrei)

(Stand 29.08.2024)

Abb. 5.5 Überblick über telefonische Hilfsangebote bei häuslicher Gewalt

in alte Verhaltens- und Beziehungsmuster vor. Eine weitere Strategie für einen behutsamen Übergang von stationärer Therapie zurück in den Alltag ist ein tagesklinisches Setting in den letzten Wochen vor Entlassung, falls das logistisch möglich ist.

Einbeziehen von Angehörigen
- Anliegen und Sinn des Einbezugs der Angehörigen vorweg klären; Befürchtungen und Vorurteile abbauen
- Falls nötig: Gespräch vorher mithilfe eines leeren Stuhles üben (dabei Einbeziehen nonverbaler Signale und Aktivierung hilfreicher Gefühle wie z. B. abgrenzenden Ärger)
- Im Kontakt erneut Anliegen aufseiten der Angehörigen und aufseiten der Patienten abfragen und im Gespräch konkretisieren
- Ggf. verbal aggressives Verhalten als solches markieren und so invalidierende Erfahrungen in Interaktion mit dem Täter korrigieren
- Durch Anregen zu Perspektivwechsel Distanz zur Beziehungsdynamik herstellen (z. B. „Was würden Sie einer Freundin raten, wenn Sie Ihnen das so erzählt?")
- Zusammenhang zwischen ungünstigem Angehörigenverhalten und Symptomatik herstellen
- Sorgen, Unsicherheit und Ängste aufseiten der Angehörigen validieren
- Über Rahmen, Möglichkeiten und Grenzen eines Angehörigengespräches informieren
- Psychoedukation zum Störungsbild anbieten, Therapiekonzept erläutern, hilfreiches Verhalten von Angehörigen daraus ableiten
- Patient auch im Angehörigengespräch immer wieder aktiv mit einbeziehen und nach Körpererleben und -beschwerden, Gefühlen und Bedürfnissen fragen
- Zu Dialog über Sorgen und Bedürfnisse beider Parteien animieren und in der Sitzung erste (positive) Erfahrung damit ermöglichen
- Belastungserprobungen für Verhaltensexperimente unter Einbezug der Angehörigen nutzen
- Ggf. weiterführende Hilfsangebote vermitteln (z. B. Paarberatung, Hilfe bei häuslicher Gewalt, Erziehungs- und Familienberatung, Krisennummer)

Konfrontation mit Komorbiditäten

Neben ungünstigen Konstellationen mit Angehörigen können auch komorbide Störungen einer Genesung der funktionellen Beschwerden im Wege stehen. Einen möglichen Umgang damit wollen wir am Beispiel einer Essstörung und eines schädlichen Substanzgebrauchs zeigen.

Frau Q., Xia (w 33)

- Th.: „Frau Q., in der heutigen Sitzung wollen wir wieder Ihre Gewichtskurve besprechen und mal gemeinsam drauf schauen, wie es in der Therapie Ihrer Bauchbeschwerden in den letzten Wochen so lief. Wie ist da Ihr Gefühl?" (Patientin nach subjektivem Eindruck zu Therapiefortschritten befragen)
- P.: „Hm, so gemischt. Ich habe ja beim Wiegen heute Morgen schon gesehen, dass das Gewicht nicht mehr wird. Obwohl ich mich echt bemühe. Aber so einfach ist das halt nicht."
- Th.: „Ja, das ist echt schwer, oder? Mhm, ich habe auch gesehen, dass Sie das vereinbarte Zielgewicht in den letzten zwei Wochen nicht erreichen konnten. Haben Sie eine Idee, woran das liegen könnte?"
- P.: „Naja, ich glaube, ich esse immer noch die falschen Sachen, und mit den Zwischenmahlzeiten klappt es ehrlich gesagt auch nicht gut."
- Th.: „Okay, da haben Sie schon eine Idee, woran es liegen könnte. Was meinen Sie mit ‚falschen Sachen'?" (Konkretisieren, neugierig explorieren)
- P.: „Naja, so Sachen mit vielen Kalorien fallen mir halt schwer. Wenn etwas so fettig ist, mag ich das nicht essen. Und so Lebensmittel aus Weizenmehl traue ich mich auch nicht so richtig. Deshalb ist schon immer noch viel gekochtes Gemüse auf meinem Teller, und davon nehme ich halt nicht zu."
- Th.: „Ah, okay. Sie essen also fast nur Lebensmittel mit einer recht niedrigen Kaloriendichte. Und die Auswahl an Lebensmitteln ist schon immer noch recht eingeschränkt, oder? Und können Sie mir beschreiben, was in Ihnen passiert, wenn da mittags, sagen wir mal ein Teller Pasta mit fettiger Sahnesoße vor Ihnen steht?" (Vertiefte Exploration der Hindernisse durch die Essstörung)
- P.: „Puh, das wäre der Endgegner! [Patientin lacht] Wenn das so fettig aussieht, ekelt es mich schon irgendwie. Und so Weizennudeln: Boah, da geht gleich das Gedankenkarussell los, wie es mir spätestens eine halbe Stunde nach dem Essen geht. Da überlege ich dann ganz automatisch gleich, was ich am Nachmittag vorhabe. Und wenn da z. B. Bewegungstherapie in der Gruppe geplant ist, will ich das nicht essen. Sonst sitze ich da wieder mit Krämpfen oder Blähungen und kann mich kaum bewegen. Das tue ich mir dann echt nicht an!"
- Th.: „Da werden gleich eine ganze Menge Ängste in Ihnen ausgelöst, und die Gedankenspirale beginnt, oder? Das stelle ich mir sehr belastend vor. Kein Wunder, dass Sie da nichts essen wollen. (Problemverhalten empathisch begegnen) Und das ist Teil Ihrer Essstörung, dass es Ihnen schwerfällt, bestimmte Lebensmittel zu essen. Das kennen Sie schon seit Ihrer Kindheit, oder?"
- P.: „Ja, ich war schon immer recht wählerisch, was Essen angeht. Da gab es schon als Kind vieles, was ich einfach nicht essen wollte, weil es eine komische Konsistenz oder Farbe hatte oder mich einfach irgendwie geekelt hat. Und jetzt kommt halt noch die Angst vor den Beschwerden hinzu."
- Th.: „Ja, das kennen Sie schon so lange von sich, oder? Und jetzt führt es aber dazu, dass Sie es nicht mehr schaffen, ausreichend Kalorien zu sich zu nehmen und Sie Ihre Essstörung auch richtig einschränkt, oder?" (Als Essstörung markieren, Leidensdruck validieren).

- P.: „Ja, das schränkt mich echt ein. Ich habe ja zuletzt wegen den Bauchproblemen fast nur noch alleine gegessen und mich ziemlich zurückgezogen."
- Th.: „Ja, Ihr Essverhalten hat Sie ganz schön eingeschränkt! Wir gehen in der Forschung zu solchen Körperbeschwerden wie Ihren ‚Bauchproblemen' (Wortwahl der Patientin aufgreifen) derzeit davon aus, dass die Beschwerden die Folge einer Art ‚Fehlverschaltung' zwischen Gehirn und dem Organ, in Ihrem Fall dem Bauch, zu verstehen sind. Da sendet Ihr Gehirn sehr belastende Signale, wie zum Beispiel starke Schmerzen, die aber gar nicht vor einer Schädigung im Bauch warnen. Eine Art falscher Alarm. Und um diese ‚Fehlverschaltung' wieder zu korrigieren, ist es notwendig, dass Sie sich mit unterschiedlichen Lebensmitteln konfrontieren und Ihr Bauch arbeiten muss. Also genau das tun, was Ihnen Ihre Essstörung im Moment noch schwer macht. (Als vorübergehendes und veränderbares Problem formulieren) Wie ein verstimmtes Klavier, das man nur stimmen kann, wenn man die Taste auch drückt und das Hämmerchen die Saite berührt. Sonst kann ich nichts hören und die Intonation auch nicht sinnvoll verändern. Können Sie damit etwas anfangen?" (Psychoedukation zur Bedeutung von Konfrontation mit Nahrungsmitteln, dabei mit – individuell abgestimmten – Metaphern arbeiten)
- P.: „Ja, das verstehe ich schon. Ich spiele ja auch gerne Klavier, wie Sie wissen. [Lacht] Und ich bemühe mich mit dem Essen ja auch. Aber es klappt halt noch nicht. Und warum brauchen wir jetzt dafür so einen nervigen Gewichtsvertrag, der mich noch zusätzlich unter Druck setzt?"
- Th.: „Mhm, gut, dass Sie fragen. Ja, so ein Gewichtsvertrag macht Ihnen noch zusätzlich Stress, oder? Wir haben uns hier dennoch dafür entschieden, bei untergewichtigen Patienten mit Gewichtsverträgen zu arbeiten, weil wir wissen, dass Untergewicht dem Therapiefortschritt im Wege steht. Untergewicht führt nachweislich dazu, dass die Konzentrationsfähigkeit und die Stimmung sinken. Wenn sich Ihr Gehirn schlechter konzentrieren kann, wird es auch schwerer, dass sich die ‚Fehlverschaltung', von der ich eben gesprochen habe, in der Therapie korrigieren kann. Daher machen wir hier einen Gewichtsvertrag, der Ihnen hilft, das Untergewicht schrittweise, aber relativ rasch zu reduzieren, damit Ihr Gehirn optimale Voraussetzungen für die psychosomatisch-psychotherapeutische Behandlung mitbringt. Können Sie das nachvollziehen?" (Psychoedukation Untergewicht, Transparenz bzgl. Gewichtsvertrag und Aufklärung über Sinn der Intervention)
- P: „Ja, das macht Sinn. Aber einfach ist es nicht. Vielleicht können wir zusammen besprechen, was ich noch versuchen könnte?"

Ein Gewichtsvertrag mit Frau Q. könnte wie in Abb. 5.6 formuliert sein.

5.6 Wertschätzende Konfrontation mit aufrechterhaltenden Faktoren

Gewichtsvertrag	Datum *27.08.2024*

Ich habe mich für eine psychosomatische Behandlung entschieden, weil ich mir eine Besserung meiner Beschwerden wünsche. Ich wurde darüber aufgeklärt, dass die Behandlung auf der Station XY einen wissenschaftlich fundierten, strukturierten Therapieplan zugrunde legt.

Mir ist bewusst, dass eine Gewichtszunahme aufgrund meines Untergewichtes ein Teil des Therapieplans darstellt.

Hiermit stimme ich zu, mein Gewicht im Rahmen meines stationären Aufenthaltes, um mindestens 500g pro Woche zu steigern.

Ich werde angekündigt zweimal wöchentlich gewogen (Montag und Donnerstag, in Unterwäsche). Das therapeutische Team behält sich die Möglichkeit zusätzlicher unangekündigter Wiegetermine vor. Habe ich bis zum Donnerstag nicht das vereinbarte Gewicht erreicht, treten bestimmte Konsequenzen in Kraft, über die mein Therapeut mich ausführlich informiert hat.

Um mein Gewicht zu steigern, werde ich:

- regelmäßige Mahlzeiten zu mir nehmen, d.h. drei Haupt- und zwei Zwischenmahlzeiten
- keine Light - Produkte zu mir nehmen
- Nach den Mahlzeiten keine gegensteuernden Maßnahmen durchführen

Wenn ich die Gewichtszunahme einhalte, belohne ich mich mit:

Einer warmen Badewanne/ Kinobesuch mit meinem Partner/ Telefonat mit meiner besten Freundin/ Spaziergang im Wald

Zusätzliche Vereinbarungen:

Ich konfrontiere mich jeden Tag mit einem Lebensmittel, das ich lange aus Angst vermieden habe.

Fr. Axxx	*Fr. Qxxx*
Unterschrift Therapeut	Unterschrift Patient

Abb. 5.6 Beispiel für einen Gewichtsvertrag, Frau Q.

Herr R., Xander (m 25)
- Th.: „Herr R., nun neigt sich unsere Therapie hier langsam dem Ende zu, und das möchte ich gerne zum Anlass nehmen, darüber zu sprechen, wie es zuhause unter anderem mit dem Cannabis-Konsum weitergehen kann. Ich finde es toll, dass Sie es so konsequent geschafft haben, während der stationären Therapie nichts zu konsumieren. (Abstinenz verstärken) Wie ging es Ihnen damit?" (Erfahrungen mit Abstinenz erfragen)
- P.: „Ja, war schon komisch am Anfang. Das Zeug hilft mir einfach richtig gut, besonders bei den Muskelzuckungen. Und ich komme halt mal runter."
- Th.: „Ja, Sie haben gemerkt, dass es kurzfristig ein hilfreiches Mittel bei Ihren Beschwerden ist, oder? Und daher haben Sie in den letzten Monaten, als es Ihnen so schlecht ging, fast täglich geraucht, oder?" (Ehrliches Interesse signalisieren, ohne zu bewerten oder zu beschämen)
- P.: „Ja, genau. Sonst hätte ich das gar nicht ausgehalten."
- Th.: „Da haben Sie sich nicht mehr anders zu helfen gewusst. Wie ist das jetzt, wenn die Beschwerden an manchen Tagen stärker sind? Wie gehen Sie jetzt damit um?" (Alternative Strategien zum Suchtmittelkonsum erfragen)
- P.: „Ganz ehrlich: Der Gedanke an einen Joint ist dann schon da. Und ich weiß auch noch nicht, ob ich mir das zuhause nicht einfach ab zu mal gönne. Aber hier gehe ich dann zur Pflege und erzähle denen, wie es ist. Das hilft schon. Und ich habe hier schon gelernt, mich dann nicht so rein zu steigern, wenn mal ein Muskel zuckt. Ich lenke mich dann mit Musik oder Podcasts ab. Und die verschriebenen Medis helfen schon auch beim Einschlafen."
- Th.: „Okay, super. Da haben Sie schon einige Strategien gesammelt, wenn es gerade schwer und der Gedanke an einen Joint da ist. Ich möchte gerne nochmal einen Schritt zurückgehen und mit Ihnen besprechen, warum es sich denn lohnt, zuhause ohne unsere Klinikregeln nicht einfach wieder mit dem Cannabiskonsum anzufangen. Wo es doch kurzfristig so gut hilft, oder?" (Motivationsaufbau zu Abstinenz)
- P.: „Ja, das stimmt schon. Ab und zu ein Joint, das machen alle meine Freunde. Da ist ja jetzt nichts Schlimmes dran, oder?"
- Th.: „Hmh, viele Menschen rauchen Cannabis. Da haben Sie recht. Und deshalb möchte ich Ihnen erklären, warum wir Ihnen mit Ihren Körperbeschwerden davon abraten möchten: Ihre Therapie wird ja nach dem Aufenthalt hier noch nicht abgeschlossen sein, und Sie werden weiter mit Ihrem Körper üben müssen, damit die Symptome langfristig verschwinden können. Das ist ein Lernprozess in Ihrem Gehirn. Und dafür braucht es Voraussetzungen, unter denen Ihr Gehirn gut lernen kann. Wir wissen aus der Forschung, dass der Konsum von Cannabis die Konzentrations- und Lernfähigkeit beeinträchtigt. Außerdem erzeugt es bei vielen Menschen eine Antriebs- und Lustlosigkeit. Das macht es zusätzlich schwer, dass Sie rausgehen und Ihren Körper ausreichend fordern. Und das sind nur einige von vielen Gründen. Können Sie damit etwas anfangen?"
- P.: „Ja, das stimmt schon. Ich habe schon mehr Energie, wenn ich nichts rauche."
- Th.: „Ich würde gerne mit Ihnen mal sammeln, welche kurz- und langfristigen Effekte es hat, wenn Sie zu einem Joint greifen. Sind Sie damit einverstanden?"

5.6 Wertschätzende Konfrontation mit aufrechterhaltenden Faktoren

	positiv	negativ
kurzfristig	• entspannt mich • Muskelzuckungen werden weniger • Krankheitsängste lassen nach • Schwindel spüre ich weniger • hilft beim Einschlafen • Alltagsprobleme erscheinen nicht mehr so wichtig • gesellig mit Freunden	• Stress mit meiner Mama • Finanzieller Aufwand
langfristig		• wenig Antrieb und Motivation • bewege mich weniger, was Schwindel wieder verstärkt • wenig Selbstwirksamkeit in Bezug auf Körpersymptome • depressive Stimmung • ziehe mich von Freunden zurück • gesundheitliche Probleme: Husten, Risiko für Lungenkrebs

Abb. 5.7 Vier-Felder-Tafel zu Effekten des Cannabiskonsums, Herr R.

- P.: „Ja, können wir schon machen!"

Mit dem Patienten wird eine Vier-Felder-Tafel zum Cannabiskonsum erarbeitet mit dem Ziel, ein Problembewusstsein für langfristig negative Konsequenzen zu schaffen und zur Abstinenz zu motivieren. Das könnte für Herrn R. wie in Abb. 5.7 aussehen.

In beiden Fällen haben wir gezeigt, dass es sinnvoll ist, komorbide Erkrankungen bereits in der Diagnostikphase mitzudenken und zu erfragen. So können diese frühzeitig in den Behandlungsvertrag integriert (z. B. Gewichtsvertrag) und zum Thema gemacht werden. Auch hier hat sich viel Offenheit und Transparenz bewährt. Nur wenn ein Problembewusstsein und Wissen darüber vorhanden ist, warum das Problemverhalten der Therapie der Körperbeschwerden im Wege steht, kann ein entsprechendes Commitment hergestellt werden.

Exkurs: Umgang mit Trauma und Dissoziation im Gruppensetting

Wie in Abschn. 4.6 bereits dargestellt, leiden Patienten mit funktionellen Körperbeschwerden zusätzlich nicht selten auch an Symptomen einer posttraumatischen Belastungsstörung (PTBS) oder einer komplexen PTBS. Diese gehen, neben intrusivem Wiedererleben, Vermeidungsverhalten und Hypervigilanz, häufig mit dissoziativen Zuständen einher. Das bringt einige Herausforderungen, besonders in Gruppentherapien, mit sich. Trigger, welche zu dissoziativen Zuständen führen, sind nicht immer vermeidbar. Eine aus unserer Erfahrung wichtige Gruppenregel ist, dass Traumainhalte nicht detailliert geschildert werden sollen, um Mitpatienten vor emotional überforderndem Material zu schützen, aber auch Betroffene selbst davor zu bewahren, dass beteiligte Gefühle nicht ausreichend aufgefangen werden können. Dies könnte folgendermaßen wertschätzend kommuniziert werden:

Th.: „Stopp, Herr T.! Entschuldigen Sie bitte, dass ich Sie an der Stelle unterbreche. Ich spüre, dass Sie da gerade ein großes Bedürfnis haben zu teilen, was Ihnen widerfahren ist. Das kann ich gut verstehen. Daher würde ich Sie bitten, dass Sie das mit in die Einzeltherapie nehmen. Wir haben doch hier auf unserer Station die Regel, dass wir über schreckliche, traumatische Ereignisse nicht in den Gruppen sprechen. Das hat den Hintergrund, dass solche Berichte für manche Patienten emotional überfordernd sind und sehr viel auslösen, was wir hier im Gruppensetting gar nicht auffangen können. Wir möchten aber auch Sie als Betroffenen da schützen. Denn auch in Ihnen löst es etwas aus, wenn Sie über Ihre traumatischen Erlebnisse berichten. Da möchten wir Ihnen als Therapeuten gerne ungeteilte, volle Aufmerksamkeit schenken können. Aber in der Gruppentherapie können wir weder Ihnen noch Ihren Mitpatienten dabei ausreichend gerecht werden."

Zudem kommt es nicht selten vor, dass Patienten in der Gruppentherapie dissoziieren. Das ist für Mitpatienten nicht immer gleich ersichtlich. Wenn es jedoch bemerkt oder thematisiert wird, besteht die Gefahr, dass dies Ängste um die betroffene Person auslöst. Insbesondere bei auffälligem Verhalten, wie beispielsweise bei dissoziativen Krampfanfällen, kann dies andere Gruppenmitglieder massiv beunruhigen. In Abschn. 4.6 haben wir beschrieben, wie eine Rückorientierung ins Hier und Jetzt therapeutisch angeleitet werden könnte. Wie ein Vorgehen in der Gruppe aussehen kann, wollen wir hier kurz beschreiben:

[Frau B. ist in der Gruppentherapie dissoziiert. Eine therapeutisch angeleitete Rückorientierung hat stattgefunden. Die Patientin ist wieder präsent, die Gruppe jedoch sichtlich aufgeregt und verunsichert.]

Th.: „Frau B., Sie kennen solche Symptome ja gut von sich. Wäre es okay, wenn ich der Gruppe kurz erkläre, was da mit Ihnen passiert, um Ihren Mitpatienten da etwas die Angst zu nehmen? [Patientin stimmt zu] Wenn Menschen in der Vergangenheit schlimme Dinge erlebt haben, die Körper und Psyche überfordern, wendet das Gehirn einen Schutzmechanismus an: Es kann sich wie ‚abschalten'. Wie eine Art Sicherung, die den Stromkreis unterbricht, wenn die Stromstärke zu hoch wird und einen Brand verursachen könnte. Das Problem ist, dass sich dieser Mechanismus mit der Zeit verselbstständigen kann und auch anspringt, wenn es eigentlich objektiv gar nicht so bedrohlich ist, sondern nur an eine ehemals bedrohliche Situation erinnert. Das ist für Betroffene sehr unangenehm und beängstigend, ist aber auf einer rein körperlichen Ebene ungefährlich. Frau B., habe ich das richtig zusammengefasst, oder möchten Sie noch etwas ergänzen?"

Wichtig ist, dass der Therapeut im Umgang damit Souveränität ausstrahlt und der Gruppe Sicherheit gibt. Es ist anzustreben, dass Therapeuten vor der Gruppensitzung bekannt ist, welche Patienten zu Dissoziation neigen, und ein Vorgespräch darüber stattgefunden hat, wie damit umgegangen werden kann (ob beispielsweise ein Berühren am Arm für den Betroffenen in Ordnung ist).

Konfrontation mit Komorbiditäten
- Exploration komorbider psychischer Erkrankungen in der Diagnostikphase
- Bei schädlichem Verhalten im Rahmen der komorbiden Störungen: in den Behandlungsvertrag aufnehmen (z. B. Gewichtsvertrag oder Abstinenzvertrag)
- Selbstverständliche, unaufgeregte regelmäßige Kontrollen (z. B. Wiegetermine, Drogenscreening), nicht nur bei Verdacht
- Regelmäßiges Abfragen der Therapiefortschritte in Bezug auf komorbide Störungen als Teil der Einzeltherapie
- Schaffen von Problembewusstsein durch Psychoedukation auf wissenschaftlicher Basis (z. B. Vier-Felder-Schema mit Fokus auf negative Konsequenzen des Problemverhaltens)
- Explizite Darstellung, wo komorbide Störung der Therapie von Körperbeschwerden im Wege steht (z. B. amotivationales Syndrom bei Cannabiskonsum vs. gesteigerte Aktivierung)
- Explizite Erarbeitung der Funktionalität des Problemverhaltens und Aufbau alternativer Strategien

5.7 Weiterführende Behandlungsoptionen

Hilfe annehmen ist nicht leicht!

In Abschn. 4.7 haben wir Ihnen eine ganze Reihe von ambulanten Angeboten aufgezeigt, die im Anschluss an eine stationäre Therapie oder ergänzend zu einer ambulanten psychotherapeutischen Behandlung sinnvoll sein können. Im Falle einer stationären Therapie sollten diese Angebote bereits während der Behandlung gebahnt und Patienten ggf. bei der Kontaktaufnahme unterstützt werden. Dabei wird es Ihnen immer wieder begegnen, dass sich Patienten sehr schwertun, Hilfen auch anzunehmen. Insbesondere Patienten mit einem hohen Autonomiebedürfnis, die bis Symptombeginn einen selbstständigen Lebensstil gewohnt waren, fällt es oft nicht leicht, Unterstützung zuzulassen. Wie dem in der Kommunikation begegnet werden kann, zeigt der folgende Dialog.

Frau D., Lieselotte (w 83)
- Th: „Frau D., nun neigt sich die Behandlung hier auch schon langsam dem Ende zu und wir sollten gemeinsam überlegen, wie es zuhause für Sie weitergehen kann, damit Sie nicht wieder in so ein Loch fallen wie vor der Klinik." (Ambulante Versorgung frühzeitig planen)
- P.: „Ja, das stimmt schon. Vor der Klinik war ich wirklich in einem schwarzen Loch. Aber jetzt geht es mir doch deutlich besser und ich liege hoffentlich daheim nicht wieder den ganzen Tag im Bett."

- Th: „Das freut mich zu hören, dass es Ihnen besser geht. Aber ich glaube, dass schon ein Risiko besteht, dass es auch wieder schlechter werden kann, wenn wir da keine Vorkehrungen treffen. Wollen wir mal gemeinsam überlegen, was Ihnen das Leben zuhause etwas erleichtern könnte, damit Sie nicht bald wieder so erschöpft und kraftlos sind?"
- P.: „Hm, naja. Ich bin Rentnerin. Ich habe ja eigentlich keinen Stress oder so. Das werde ich schon hinkriegen!"
- Th.: „Ja, Sie haben keine beruflichen Anforderungen mehr. Aber da ist doch noch eine ganze Menge, was Sie in Ihrem Alltag meistern müssen! (Anforderungen aufzeigen und validieren) Ich könnte mir vorstellen, dass es eine Erleichterung für Sie wäre, wenn Sie Hilfen im Haushalt oder beispielsweise ‚Essen auf Rädern' nutzen könnten. Was meinen Sie?"
- P.: „Nein, das kommt nicht Frage. In meine Wohnung lasse ich keine Fremden. Und wer weiß, wie dieses Essen schmeckt. Die kochen bestimmt mit irgendwelchem Fertigzeug. Das kann ich schon noch alleine. Ich habe mein ganzes Leben für mich alleine gesorgt."
- Th.: „Es ist Ihnen sehr wichtig, dass Sie selbstbestimmt bleiben und keine fremden Menschen in Ihre Privatsphäre eindringen, oder? Das kann ich gut verstehen." (Autonomiebedürfnis respektieren)
- P.: „Ja, genau. Außerdem kriege ich das schon noch alleine hin."
- Th.: „Ja, davon bin ich fest überzeugt, dass Sie das alles alleine hinbekommen. Manchmal lohnt es sich aber abzuwägen, zu welchem Preis. Sie haben in den letzten Wochen der Therapie gelernt, dass es wichtig ist, genau hinzuspüren, wie viel Energie Ihr Körper gerade hat, und dass schnell die Gefahr besteht, dass Sie Ihren Körper überfordern und dann wieder lange Zeit zur Erholung brauchen. Ich finde es wichtig, dass wir gerade für solche schwierigen Phasen eine Art ‚doppelten Boden' installieren, der es Ihnen ermöglicht, sich auch mal auszuruhen und Sie von alltäglichen Pflichten befreit. So wie in der Klinik. Was meinen Sie?" (Erfahrungen während der Therapie aufgreifen)
- P: „Hm, ja. Ich bin schon noch manchmal sehr erschöpft. Das stimmt schon. Aber so geht es doch allen Hausfrauen mal, oder?"
- Th.: „Sie meinen, da muss man sich eben mal überwinden? Das muss man doch als Hausfrau schaffen?" (Kritisches Hinterfragen ungünstiger Kognitionen)
- P.: „Ja, genau. Da muss man dann halt mal durch!"
- Th.: „Was würden Sie sagen, wenn Ihnen eine Freundin im Alter von Mitte 80 und einer schweren körperlichen Erkrankung sagt: ‚Ich darf keine Hilfe im Haushalt annehmen. Da muss ich halt durch!'?" (Perspektivwechsel anregen)
- P.: „Naja, wenn Sie das so formulieren: Einige Bekannte in meinem Alter haben da schon auch Hilfe von den Kindern oder auch mal eine Putzfrau."
- Th.: „Und leiden die auch unter einer schweren körperlichen Erkrankung und einer Depression, die ihnen noch zusätzlich Kraft raubt?"
- P.: „Nein. Da haben Sie schon recht. Hm, ich denke mal darüber nach."

5.7 Weiterführende Behandlungsoptionen

Neben ganz lebenspraktischen Hilfen, die unsere Patienten vor einem erneuten Zusammenbruch bewahren sollen, gilt es zudem, eine soziale Einbindung zu fördern und negative Folgen von Einsamkeit zu vermeiden.

Frau D. könnte beispielsweise über die Angebote eines gerontopsychiatrischen Dienstes (GPDI) informiert werden:

- Th.: „Ich finde es toll, dass Sie über praktische Hilfen im Alltag nachdenken. Es ist ganz wichtig, dass Sie gut für sich sorgen, damit Sie nicht wieder in so einer tiefen Erschöpfung landen."
- P.: „Ja, das stimmt schon. Und ich kann ja selber entscheiden, an wie vielen Tagen in der Woche ich Essen geliefert bekommen möchte oder wie oft eine Haushaltshilfe kommt."
- Th.: „Ja, ganz genau. Da bleiben Sie auch immer Herrin der Lage. Sie entscheiden, wie es für Sie passt. (Autonomie betonen) Und neben den ganz praktischen Hilfen gibt es auch Angebote für Menschen mit seelischen Beschwerden, die dabei helfen, sich in der Gruppe über ihre Schwierigkeiten auszutauschen. Ganz ähnlich wie hier in der Gruppentherapie. Was denken Sie?" (Über ambulante Angebote wie z. B. GPDI informieren)
- P.: „Puh, noch ein Termin in der Woche. Das ist ja schon wieder Stress. Und dann jammern wir da alle über unseren Alltag. Ob das hilft? Da ruhe ich mich lieber zuhause aus."
- Th.: „Sie waren hier auf unserer Station ja anfänglich auch skeptisch, was die Gruppentherapien angeht. Wie war denn da Ihre Erfahrung?" (An hilfreiche soziale Erfahrungen im Rahmen der stationären Behandlung anknüpfen)
- P.: „Ja, das war dann am Ende eigentlich ganz schön, als man sich mal besser kannte. Aber ehrlich gesagt war der private Austausch im Aufenthaltsraum das, was ich zuhause am meisten vermissen werde. Es waren hier ja wirklich zwei ganz reizende ältere Damen unter den Mitpatienten, mit denen ich mich sehr gut verstanden habe."
- Th.: „Das ist eine ganz wichtige Beobachtung, die Sie da schildern. Soziale Kontakte sind nämlich für uns Menschen ganz wichtig für unser Wohlbefinden und sogar unsere Gesundheit. Es gibt seit einigen Jahren immer mehr Forschung dazu, dass Einsamkeit richtig krank machen und zum Beispiel unser Immunsystem beeinträchtigen oder die Entstehung von chronischen Schmerzen wahrscheinlicher machen kann. Das ist erstaunlich, oder?" (Psychoedukation zu gesundheitlichen Folgen von Einsamkeit)
- P.: „Ach, tatsächlich? Der Mensch ist halt schon ein Herdentier, oder?"
- Th.: „Ja, das kann man vielleicht so sagen. Darf ich Ihnen mal zeigen, welche Angebote es für ältere Menschen in Ihrer unmittelbaren Umgebung gibt?" (Konkrete Angebote aufzeigen)
- P.: „Hm, ja. Vielleicht sollte ich mir das wirklich mal anschauen."

Wir halten es für wichtig, Patienten ganz konkret in der Kontaktaufnahme zum jeweiligen Angebot zu unterstützen, um eine möglichst lückenlose Versorgung zu gewährleisten. Diese Unterstützung sollte an die Einschränkung durch Körperbeschwerden und Komorbiditäten sowie an die sozialen Fertigkeiten des Patienten angepasst sein. Auch hier gilt in der Unterstützung durch den Therapeuten der Grundsatz: „So wenig wie möglich, so viel nötig!" (s. auch Exkurs: Therapieplatzsuche). Zur Überprüfung, ob die Installation der geplanten Hilfen erfolgreich war, empfehlen wir im stationären Setting ein einmaliges poststationäres Gespräch einige Wochen nach Entlassung. So kann bei Bedarf nochmals unterstützt und sichergestellt werden, dass Patienten auch danach, nicht zuletzt im Sinne einer Rückfallprophylaxe, gut versorgt sind.

Exkurs: Einsamkeit und Körperbeschwerden
Das Thema Einsamkeit und deren Folgen für die psychische Gesundheit gewinnt in den letzten Jahren, nicht nur durch die COVID-19-Pandemie, in der Forschung zunehmend an Bedeutung und gelangt auch medial immer mehr ins Rampenlicht. Einsamkeit meint dabei nicht den gegenwärtigen Zustand, alleine zu sein, sondern das unangenehme Gefühl, das auftritt, wenn eine Diskrepanz zwischen dem gewünschten und dem tatsächlichen sozialen Netzwerk einer Person besteht (Perlman & Peplau, 1981). Einsamkeit steht nachweislich in Zusammenhang mit körperlichen Funktionen wie Schlaf, dem Immunsystem, dem Risiko für kardiovaskuläre Erkrankungen und sogar einer reduzierten Lebenserwartung (Hawkley & Capitanio, 2015; Holt-Lunstad et al., 2015; Griffin et al., 2020; Park et al., 2020). Sie fördert Depression, chronische Schmerzen und Fatigue (Jaremka et al., 2013, 2014). Auch ein Zusammenhang mit funktionellen Körperbeschwerden konnte gezeigt werden (Vos et al., 2023). Einsamkeit betrifft alle Altersspannen, scheint jedoch im hohen Alter (>80 Jahre) am ausgeprägtesten zu sein. (Für einen Überblick zum Thema Einsamkeit: s. Artikel „Loneliness across Time and Space"; Luhmann et al., 2022)

Dies sollten Sie in der Behandlung funktioneller Körperbeschwerden mitdenken und Maßnahmen zur Reduktion von Einsamkeit mit Ihren Patienten besprechen. Folgende Maßnahmen haben sich in der Praxis bewährt:

- Brachliegende Ressourcen aktivieren: Bei der Therapie der Körperbeschwerden sind brachliegende soziale Ressourcen zu berücksichtigen. Übungsziele sollten so gewählt werden, dass sie soziale Einbindung wieder fördern und Einsamkeit reduzieren.
- Ambulante Angebote etablieren: Vor Entlassung aus dem stationären Setting ist die Anbindung an soziale Angebote unbedingt anzubahnen. Beispiele, neben individuellen Hobbies, können sozialpsychiatrische oder gerontopsychiatrische Dienste, Angebote der Nachbarschaftshilfe oder Alten- und Service-Zentren sein.
- Einbindung von Angehörigen: Ein frühzeitiges Einbinden des sozialen Umfeldes ist aus verschiedenen Gründen sinnvoll (s. Abschn. 5.6). Gerade bei familiären Konflikten lohnt sich die therapeutische Arbeit daran, auch um innerfamiliäre Hilfen wieder möglich zu machen.

- Psychoedukation zur Diagnose: Es ist wichtig, Patienten in die Lage zu versetzen, über ihre Erkrankung zu sprechen und Worte zu finden, um ihre Beschwerden zu erklären. Dies kann Scham reduzieren und Patienten dazu verhelfen, einen offeneren Umgang mit ihren Symptomen zu finden.

> **Hilfe annehmen ist nicht leicht!**
> - Ambulante Versorgung möglichst frühzeitig vor Entlassung aus der stationären Therapie planen
> - Risiken durch Überlastung und Chancen durch Unterstützung aus therapeutischer Sicht aufzeigen
> - Hemmungen der Patienten und hohes Autonomiebedürfnis ernst nehmen
> - Zu Perspektivwechsel anregen („Was würden Sie einer Freundin in der gleichen Situation raten?")
> - Lernerfahrungen während der stationären Therapie aufgreifen (z. B. „Es ist wichtig, bei Körperbeschwerden die eigenen körperlichen Grenzen gut zu berücksichtigen. Und dafür braucht es Spielraum für Pausen.")
> - Psychoedukation zu gesundheitlichen Folgen von Einsamkeit anbieten
> - Ggf. Wirkung positiver sozialer Erfahrungen während der stationären Therapie aufgreifen
> - Konkret bei Kontaktaufnahme zu entsprechenden Angeboten unterstützen, um eine lückenlose Anbindung zu gewährleisten
> - Poststationäre Gespräche nutzen, um zu überprüfen, ob eine Anbindung gelungen oder weitere Unterstützung notwendig ist.

Angst vor Stigmatisierung durch Annehmen psychiatrischer Hilfen

Wie wir gesehen haben, fällt es manchen Menschen schwer, Hilfe anzunehmen, wenn sie es gewohnt und vielleicht auch dazu gezwungen waren, ihr Leben alleine zu meistern. Aber auch Angst vor Stigmatisierung bei Inanspruchnahme psychiatrischer oder psychotherapeutischer Hilfen kann eine Rolle spielen. Das Selbstbild kann darüber ins Wanken geraten, und die Kommunikation gegenüber dem Umfeld kann schambehaftet sein. Wie damit im therapeutischen Rahmen umgegangen werden kann, zeigt ein Dialog mit Herrn Y.:

Herr Y., Vinzent (m 29)
- Th.: „Da Ihre Entlassung nun nicht mehr weit ist, möchte ich gerne mit Ihnen darüber sprechen, wie es nach der Behandlung hier bei uns für Sie weitergehen kann und was wir Ihnen empfehlen würden."
- P.: „Ja, können wir schon machen. Aber in erster Linie soll dann mal wieder Normalität einkehren und die Dinge mit Job und so wieder laufen."

- Th.: „Ja, Sie möchten endlich wieder in Ihren Alltag zurückfinden, oder? Das verstehe ich."
- P.: „Ja, genau."
- Th.: „Wir haben uns hier ja mit Ihren Beschwerden im Bauch befasst. Dabei haben wir in unseren Gesprächen auch festgestellt, dass Sie aufgrund Ihrer schwierigen Lebensgeschichte immer mal wieder Schwierigkeiten mit starken Gefühlen und daher auch im Kontakt mit anderen Menschen haben. Und ich habe Ihnen erklärt, dass wir da in der Psychologie von einer Persönlichkeitsstörung sprechen." (Aufgreifen der komorbiden Störung, die weiterhin behandlungsbedürftig bleibt)
- P.: „Ja, das haben Sie mir gesagt."
- Th.: „Jetzt wissen wir aus der Therapieforschung, dass solche Schwierigkeiten nicht so schnell weggehen und in der Regel eine längere, spezialisierte Behandlung brauchen. Es gibt hier in der Stadt eine tolle Station, die sich genau auf solche Beschwerden spezialisiert hat, und wir würden Ihnen ans Herz legen, sich da mal vorzustellen und über einen stationären Aufenthalt in einigen Monaten nachzudenken." (Über spezialisierte Angebote aufklären und Empfehlung aussprechen)
- P.: „Und wo ist diese Station? In der Psychiatrie?"
- Th.: „Ja, genau. Die ist an die Psychiatrie angegliedert. Da gibt es ja sehr viele verschiedene Stationen und Angebote. Und das ist eine davon."
- P.: „Also ganz ehrlich: Ich bin mit Bauchschmerzen und Verdauungsproblemen gekommen, und jetzt wollen Sie mich in die Psychiatrie stecken? Ich bin doch nicht irre!"
- Th.: „Das Wort ‚Psychiatrie' hat noch immer einen sehr schlechten Ruf, oder? Das irritiert Sie, wie wir jetzt auf die Idee kommen, dass das passend für Sie sein könnte, oder? Denn für ‚irre' halten wir Sie ganz und gar nicht." (Angst vor Stigmatisierung zum Thema machen)
- P.: „Wieso soll ich dann in die Psychiatrie?"
- Th.: „Das ist natürlich nur eine Empfehlung. Sie entscheiden frei für sich, ob Sie das möchten. Aber darf ich Ihnen erklären, warum wir denken, dass Sie sehr von einem stationären Programm, das auf Persönlichkeitsstörungen spezialisiert ist, profitieren könnten?" (Transparente, verständliche Erklärung für Therapieempfehlung anbieten)
- P.: „Ja, meinetwegen. Warum soll mir denn das was bringen?"
- Th.: „Sie haben mir erzählt, dass Ihr langfristiges Ziel ist, wieder erfolgreich stabil im Berufsleben zu stehen und eine feste Partnerschaft zu führen, oder? Diese ständigen Auseinandersetzungen an allen Enden finden Sie wahnsinnig anstrengend, und Sie wünschen sich eigentlich, dass da mal Ruhe und Stabilität einkehrt, richtig?" (Verknüpfung zu langfristigen Therapiezielen herstellen)
- P.: „Ja, absolut. Das ist eigentlich mein einziger Wunsch: Dass da endlich mal Ruhe einkehrt."

- Th.: „Aber wir haben auch darüber gesprochen, dass es Ihnen immer wieder mal passiert, dass Sie Situationen aufgrund Ihrer negativen Vorerfahrungen falsch interpretieren und die Wut dann in Ihnen hochkocht. Und dass es Ihnen da oft schwerfällt, diese starken Gefühle zu regulieren, oder?"
- P.: „Ja, das ist leider schon so!"
- Th: „Und darüber geraten Sie mit Ihrem Umfeld immer wieder in Konflikte. Das macht es im Job und auch privat immer wieder ziemlich kompliziert, oder?" (Individuelle Symptome der Persönlichkeitsstörung konkret aufzeigen)
- P.: „Ja, das stimmt schon. Ich denke zwar nicht, dass das immer alles meine Schuld ist. Aber ich koche auch ziemlich schnell über und bringe mich dann, wenn ich mal richtig in Rage bin, in Teufelsküche. Da habe ich eigentlich wirklich keinen Bock mehr drauf."
- Th.: „Ja, das ist irrsinnig anstrengend, oder? Und genau da setzt dieses Programm an: Es kann Ihnen helfen, mit solchen starken Emotionen besser umgehen zu lernen und einen Weg zu finden, wie Sie so nicht immer wieder aus Versehen Beziehungen oder sogar Ihren Job gefährden." (Konzept des weiterführenden Angebotes patientengerecht erklären)
- P.: „Ja, das macht schon Sinn. Da kann ich echt noch was dazulernen."
- Th.: „Außerdem denken wir, dass dieser innere Stress, den Sie durch diese starken Gefühle und die vielen Konflikte immer wieder erleben, auch Ihre Körperbeschwerden verschlimmert. Wir gehen davon aus, dass sich auch diese langfristig bessern, wenn Sie an Ihrer Emotionswahrnehmung und -regulation arbeiten und sich in Ihnen alles etwas beruhigen kann. Macht das für Sie Sinn?"
- P.: „Hm, ja. Klingt schon logisch, dass Stress die Sache mit dem Bauch schlimmer macht. Das habe ich ja auch hier bemerkt. Und stressig sind diese ständigen Auseinandersetzungen und der ständige Ärger in mir auf jeden Fall!"
- Th.: „Dann würde ich vorschlagen, dass wir uns das Angebot der Kollegen mal zusammen genauer anschauen. Ich gebe Ihnen auch mal einen Flyer mit. Dann können wir da auch gemeinsam ein unverbindliches Vorgespräch vereinbaren, wenn Sie mögen." (Informationen bereitstellen, Autonomiebedürfnis respektieren, ggf. bei Kontaktaufnahme unterstützen)

Noch immer sind Begriffe wie „Psychiatrie" oder „psychisch krank" mit vielen Vorurteilen und Angst vor Stigmatisierung behaftet. Die Besonderheit in der Arbeit mit Patienten mit funktionellen Körperbeschwerden ist die, dass diese auch während der Therapie noch lange ein inneres Konzept von „Das ist doch alles rein körperlich. Ich bin doch nicht psychisch krank!" aufrechterhalten. Hier wollen wir nochmal die Bedeutung von Psychoedukation nach aktuellem wissenschaftlichem Standard betonen, die ein untrennbares Zusammenspiel von Körper, Sozialem und Psyche aufzeigt. Auch die frühzeitige, ganz klare und offene Kommunikation komorbider psychischer Erkrankungen ist eine essenzielle Voraussetzung dafür, dass Patienten unsere weiterführenden Behandlungsoptionen annehmen können. Durch eine klare und transparente Darlegung der Gründe für unsere Therapieempfehlungen kann eine Offenheit im Patienten angelegt werden.

Angst vor Stigmatisierung durch Annehmen psychiatrischer Hilfen
- Weiterführende Behandlungsempfehlungen möglichst frühzeitig thematisieren
- Aufgreifen der komorbiden Störung, die weiterhin behandlungsbedürftig bleibt
- Klare und transparente Darlegung der Gründe für unsere Therapieempfehlungen, dabei konkrete Symptome aufgreifen und auf langfristige Ziele des Patienten Bezug nehmen
- Angst vor Stigmatisierung offen zum Thema machen
- Nicht nur Bezug zur komorbiden Störung, sondern auch zu Körperbeschwerden herstellen
- Über Art und Konzept der Behandlungsempfehlung in einfachen Worten aufklären
- Autonomie respektieren: Möglichkeiten zum selbstständigen Informieren geben (z. B. Link zur Homepage, Flyer)
- Ggf. bei Kontaktaufnahme unterstützen

Exkurs: Therapieplatzsuche
Wenn Sie im stationären Setting arbeiten, ist es Ihnen vielleicht auch schon öfter begegnet, dass Sie Patienten früh in der Behandlung Telefonnummern von ambulanten Psychotherapeuten mitgeben, welche der Patient dann kontaktieren soll. Aber irgendwie ruft der Patient nie an oder erhält nie eine Rückmeldung auf seine Anrufversuche. Das kann selbstverständlich an der sehr begrenzten Anzahl von Therapieplätzen im kassenärztlichen Bereich liegen. Unsere Erfahrung hat aber gezeigt, dass auch Patienten und die Diagnose „funktionelle Körperbeschwerden" oder „somatische Belastungsstörung" manchmal dazu beitragen, dass kein Erstgespräch zustande kommt. Vielleicht teilen Sie ja unsere Beobachtung, dass es manchen Patientengruppen leichter fällt, Erstgespräche zu bekommen, als anderen. Daher empfehlen wir, mit Patienten die in der Regel telefonische Kontaktaufnahme kurz vorzubereiten. In den seltensten Fällen sind Psychotherapeuten direkt erreichbar, meist besteht die Notwendigkeit, eine Nachricht auf dem Anrufbeantworter zu hinterlassen. Alleine darüber sollten insbesondere Patienten mit sozialen Ängsten informiert werden. Eine kleine Checkliste, was eine gut strukturierte Nachricht beinhalten sollte, könnte so aussehen:

- Name, Alter und Wohnort
- Diagnosen in der stationären Behandlung
- Informationen darüber, wo und wie lange der Patient noch in stationärer Therapie ist und ab wann ein Erstgespräch möglich wäre
- Telefonnummer für Rückruf hinterlassen

5.7 Weiterführende Behandlungsoptionen

 Bundesweite Telefonangebote

- Telefonseelsorge:
  Telefon 0800 111 0 111 oder 0800 111 0 222
- Nummer gegen Kummer:
  - Telefonische Beratung für Kinder, Jugendliche: 116 111
  - Telefonische Beratung für Eltern: 0800 111 0 550
- SeeleFon: Beratung Angehöriger psychisch erkrankter Menschen:
  Telefon 0228 7100 2424
- Info-Telefon Depression der deutschen Depressionshilfe:
  Telefon 0800 3344533
- Hilfetelefon Gewalt gegen Frauen:
  Telefon 116 016 oder Sofort-Chat unter www.hilfetelefon.de
- Hilfetelefon Gewalt an Männern:
  Telefon 0800 1239900
- Opfer-Telefon des WEISSEN RINGS:
  Telefon 116 006

Abb. 5.8 Bundesweite telefonische Hilfsangebote (Stand Juli 2025)

Patienten sollten zunächst immer dazu ermutigt werden, selbstständig bei Therapeuten anzurufen. In manchen Fällen kann es aber auch hilfreich und notwendig sein, den Anruf während einer Therapiestunde zusammen zu tätigen. So viel Unterstützung wie nötig, aber so wenig wie möglich!

Wir empfehlen außerdem, immer auch Informationen über Krisennummern und niedrigschwellige Angebote bereitzustellen. Eine Auswahl an bundesweiten telefonischen Hilfsangeboten finden Sie in Abb. 5.8.

Literatur

Beesdo-Baum, K., Zaudig, M., & Wittchen, H.-U. (2019). *SCID-5-PD Strukturiertes Klinisches Interview für DSM-5 – Persönlichkeitsstörungen. Deutsche Bearbeitung des Structured Clinical Interview for DSM-5* (1. Aufl.). Hogrefe.

Colloca, L. (2024). The Nocebo effect. *Annual Review of Pharmacology and Toxicology, 64*(1), 171–190. https://doi.org/10.1146/annurev-pharmtox-022723-112425

Creed, F., Henningsen, P., & Fink, P. (Hrsg.). (2011). Medically unexplained symptoms, somatisation and bodily distress: Developing better clinical services (1). Cambridge University Press. https://doi.org/10.1017/CBO9780511977862

Engel, G. L. (1977). The need for a new medical model: A challenge for biomedicine. *Science, 196*(4286), 129–136. https://doi.org/10.1126/science.847460

Fink, P., & Rosendal, M. (2015). *Functional disorders and medically unexplained symptoms. Assessment and treatment.* Aarhus University Press.

Gendlin, E. T. (1996). *Focusing: Technik der Selbsthilfe bei der Lösung persönlicher Probleme* (7. Aufl.). Müller.

Griffin, S. C., Williams, A. B., Ravyts, S. G., Mladen, S. N., & Rybarczyk, B. D. (2020). Loneliness and sleep: A systematic review and meta-analysis. *Health Psychology Open, 7*(1), 205510292091323. https://doi.org/10.1177/2055102920913235

Güney, Z. E., Sattel, H., Witthöft, M., & Henningsen, P. (2019). Emotion regulation in patients with somatic symptom and related disorders: A systematic review. *PLOS ONE, 14*(6), e0217277. https://doi.org/10.1371/journal.pone.0217277

Hansen, E. (2011). Negativsuggestionen in der Medizin. *Hypnose -ZHH*, 6, 65–81.

Häuser, W., Hansen, E., & Enck, P. (2012). Nocebo phenomena in medicine. *Deutsches Ärzteblatt international.* https://doi.org/10.3238/arztebl.2012.0459

Hausteiner-Wiehle, C., & Henningsen, P. (2018). *Kein Befund und trotzdem krank? Mehr Behandlungszufriedenheit im Umgang mit unklaren Körperbeschwerden – bei Patient und Arzt.* Schattauer.

Hawkley, L. C., & Capitanio, J. P. (2015). Perceived social isolation, evolutionary fitness and health outcomes: A lifespan approach. *Philosophical Transactions of the Royal Society B: Biological Sciences, 370*(1669), 20140114. https://doi.org/10.1098/rstb.2014.0114

Henningsen, P. (2021). *Allgemeine Psychosomatische Medizin: Krankheiten des verkörperten Selbst im 21. Jahrhundert.* Springer. https://doi.org/10.1007/978-3-662-63324-3

Holt-Lunstad, J., Smith, T. B., Baker, M., Harris, T., & Stephenson, D. (2015). Loneliness and social isolation as risk factors for mortality: A meta-analytic review. *Perspectives on Psychological Science, 10*(2), 227–237. https://doi.org/10.1177/1745691614568352

Jaremka, L. M., Fagundes, C. P., Glaser, R., Bennett, J. M., Malarkey, W. B., & Kiecolt-Glaser, J. K. (2013). Loneliness predicts pain, depression, and fatigue: Understanding the role of immune dysregulation. *Psychoneuroendocrinology, 38*(8), 1310–1317. https://doi.org/10.1016/j.psyneuen.2012.11.016

Jaremka, L. M., Andridge, R. R., Fagundes, C. P., Alfano, C. M., Povoski, S. P., Lipari, A. M., Agnese, D. M., Arnold, M. W., Farrar, W. B., Yee, L. D., Carson, W. E., Bekaii-Saab, T., Martin, E. W., Schmidt, C. R., & Kiecolt-Glaser, J. K. (2014). Pain, depression, and fatigue: Loneliness as a longitudinal risk factor. *Health Psychology, 33*(9), 948–957. https://doi.org/10.1037/a0034012

Kleinstäuber, M., Thomas, P., Witthöft, M., & Hiller, W. (2018). *Kognitive Verhaltenstherapie bei medizinisch unerklärten Körperbeschwerden und somatoformen Störungen* (2. Aufl.). Springer.

Luhmann, M., Buecker, S., & Rüsberg, M. (2022). Loneliness across time and space. *Nature Reviews Psychology, 2*(1), 9–23. https://doi.org/10.1038/s44159-022-00124-1

Park, C., Majeed, A., Gill, H., Tamura, J., Ho, R. C., Mansur, R. B., Nasri, F., Lee, Y., Rosenblat, J. D., Wong, E., & McIntyre, R. S. (2020). The effect of loneliness on distinct health outcomes: A comprehensive review and meta-analysis. *Psychiatry Research, 294*, 113514. https://doi.org/10.1016/j.psychres.2020.113514

Perlman, D., & Peplau, L. A. (1981). Toward a social psychology of loneliness. In *Personal relationships* (3. Aufl., S. 31–56). Academic Press.
Popkirov, S. (2024). *Funktionelle neurologische Störungen. Erkennen, verstehen, behandeln.* Springer.
Sachse, R. (2013). *Persönlichkeitsstörungen: Leitfaden für die psychologische Psychotherapie* (2. Aufl.). Hogrefe.
Song, H., Fang, F., Tomasson, G., Arnberg, F. K., Mataix-Cols, D., Fernández De La Cruz, L., Almqvist, C., Fall, K., & Valdimarsdóttir, U. A. (2018). Association of stress-related disorders with subsequent autoimmune disease. *JAMA, 319*(23), 2388. https://doi.org/10.1001/jama.2018.7028
Stortenbeker, I. A., Houwen, J., Lucassen, P. L. B. J., Stappers, H. W., Assendelft, W. J. J., Van Dulmen, S., Olde Hartman, T. C., & Das, E. (2018). Quantifying positive communication: Doctor's language and patient anxiety in primary care consultations. *Patient Education and Counseling, 101*(9), 1577–1584. https://doi.org/10.1016/j.pec.2018.05.002
Sutor, M. (2022). *Die Dialektisch Behaviorale Therapie (DBT). Neue DBT-orientierte diagnoseübergreifende Konzepte – Schwerpunkt Skills-Training* (5. Aufl.). Springer.
Toussaint, A., & Herzog, A. (2020). *Einführung Somatoforme Störungen, Somatische Belastungsstörungen.* UTB GmbH.
Vos, A. E. C. C., Jongen, E. M. M., Van Den Hout, A. J. H. C., & Van Lankveld, J. J. D. M. (2023). Loneliness in patients with somatic symptom disorder. *Scandinavian Journal of Pain, 23*(2), 291–297. https://doi.org/10.1515/sjpain-2022-0057
Yerkes, R. M., & Dodson, J. D. (1908). The relation of strength of stimulus to rapidity of habit-formation. *Journal of Comparative Neurology and Psychology, 18*(5), 459–482. https://doi.org/10.1002/cne.920180503

6 Take-Home-Messages zu Herausforderungen in der Behandlung funktioneller Körperbeschwerden

Therapie mit Freude und Sinn: Die spürbaren Fortschritte und die deutliche Verbesserung der Lebensqualität von Patienten mit funktionellen Körperbeschwerden machen diese therapeutische Arbeit besonders erfüllend.
Nicht so anders, wie es scheint: Viele bewährte Interventionen, die bei anderen psychischen Erkrankungen und auch bei körperlicher Erkrankung eingesetzt werden, lassen sich ebenso erfolgreich bei Patienten mit funktionellen Körperbeschwerden anwenden.
Wissenschaft bringt Hoffnung und entstigmatisiert: Forschung zeigt, dass messbare Fehlverschaltungen im Gehirn die Symptome funktioneller Körperbeschwerden verursachen– doch dank Therapie sind sie veränderbar und behandelbar.

Diagnostik

- Validieren der Echtheit der Symptome, des Leidensdrucks und der Ängste; dabei ernst nehmen und aufrichtiges Interesse signalisieren
- Planbare ausstehende Untersuchungen der psychosomatisch-psychotherapeutischen Behandlung vorschalten
- Sorgfältige Anamneseerhebung mit psychopathologischem Befund und vertiefter Exploration
- Sorgfältige körperliche Untersuchung unter Einbeziehen von Positivzeichen (z. B. Hoover-Zeichen)
- Sorgfältige somatische Einordnung (auch im Verlauf) und Sichtung von Vorbefunden
- Erhebung der „Körperbiografie"
- Vermittlung eines Störungsmodells unter Einbezug aktueller neurowissenschaftlicher Konzepte
- Entstigmatisierung durch Einbeziehen aktueller Forschungsbefunde
- Verweis auf fachliche Kompetenz, Sicherheit geben
- Neu auftretende Symptome sinnvoll einordnen, wenn indiziert – und nur dann – auch mit entsprechender somatischer Diagnostik
- Aufzeigen der Negativspirale durch Rückversicherung über wiederholte ärztliche Abklärung
- Förderung von Selbstwirksamkeit und Abbau von Abhängigkeit vom Medizinsystem
- Empfehlung von zeitkontingenter anstatt symptomkontingenter ärztlicher Abklärung

© Der/die Autor(en), exklusiv lizenziert an Springer-Verlag GmbH, DE, ein Teil von Springer Nature 2025
R. Janus-Göhringer, N. Lehnen, *Somatische Belastungsstörung, funktionelle Körperbeschwerden*, Psychotherapie: Praxis,
https://doi.org/10.1007/978-3-662-70336-6_6

- Gemeinsam (Rest-)Unsicherheit in Diagnostik aushalten
- Einsatz von Screening-Fragebögen (z. B. PHQ-15, SSS-8, SSD-12)
- Diagnostik von Komorbiditäten
- Diagnosevermittlung auf Augenhöhe mit Einführen von relevanten Fachbegriffen

Motivationsaufbau zur psychosomatisch-psychotherapeutischen Behandlung
- Zweifel im Patienten ansprechen oder aufgreifen und offene Kommunikation darüber anstreben
- Nach Krankheitsmodell des Patienten fragen
- Erklärungsmodell unter Einbezug wissenschaftlicher Erkenntnisse einführen und als Grundlage zur Erläuterung des Behandlungskonzeptes nutzen
- Transparenz in Bezug auf eingesetzte Interventionen und Therapieformen
- Der kognitiven Leistungsfähigkeit entsprechend auch Fachbegriffe einführen und Patienten zum Experten seiner Erkrankung machen
- Erarbeitung eines individuellen Störungsmodells als Grundlage für therapeutische Interventionen
- Bezug nehmen auf wissenschaftliche Evidenz zur Behandlung der Körperbeschwerden und komorbider Störungen (z. B. Angst und Depression)
- Toleranz dafür, dass nicht jeder Patient mit allen Therapieformen gleich viel anfangen kann
- Bei Passivität in der Therapie: Vermeidung, Druck auf den Patienten auszuüben;
- nicht wertende, neugierige Haltung gegenüber dem passiven Verhalten des Patienten
- Antriebslosigkeit im Rahmen einer komorbiden Depression sowie krankheits- oder altersbedingte Schwäche berücksichtigen
- Kritische Diskussion kurz- und langfristiger Konsequenzen von Schonungsverhalten (Vier-Felder-Tafel)
- Bearbeitung und Hinterfragen von Ängsten und Befürchtungen in Bezug auf Aktivität
- Positive Zukunftsvision visualisieren lassen und im Körper verankern
- Regelmäßig nach Fortschritten und Patientenzufriedenheit in der Therapie fragen, um ggf. einen sekundären Krankheitsgewinn frühzeitig zu identifizieren
- Sekundären Krankheitsgewinn offen ansprechen und zum Thema in der Therapie machen
- Sekundären Krankheitsgewinn als nachvollziehbares Bedürfnis (z. B. raus aus dem Berufsleben, Unterstützung durch den Partner) würdigen und dahinterstehendes Leid validieren
- Dilemma zwischen sekundärem Krankheitsgewinn (z. B. Rentenwunsch) und Wunsch nach Besserung offen zum Thema machen

Zielklärung
- Wünsche des Patienten vor dem Hintergrund des hohen Leidensdruckes ernst nehmen und validieren
- Positive Ziele: unter Nutzung von Metaphern erklären, warum ein positives Ziel, verknüpft mit positiven Emotionen, sinnvoll für die Therapieplanung ist

- Verweis auf SMART-Formel (dabei aber langes Dozieren vermeiden)
- Erarbeitung von realistischen Zwischenzielen und Entwicklung einer attraktiven Zukunftsvision
- Förderung der aktiven Mitgestaltung: Patient sollte Therapieziele selbst aufschreiben und bei sich aufbewahren
- Falls Ziele, die aus therapeutischer Sicht wichtig sind, vom Patienten nicht genannt werden: vorsichtiges Anbieten auf Grundlage bereits besprochener Inhalte („Überstülpen" von eigenen Zielen vermeiden, Patienten Zeit geben)
- Verweis, dass eine Anpassung der Therapieziele im Verlauf normal und wichtig ist
- Im multimodalen stationären Setting: enges Einbeziehen des Pflege- und Gesamtteams, um Umsetzung im Alltag zu unterstützen
- Ggf. Spiegeln non- und paraverbaler Signale, die auf (zu) hohen Erwartungs- oder Leistungsdruck hindeuten
- Behutsame Konfrontation mit (unrealistisch) hohen Erwartungen an sich und die Therapie
- Ggf. kritisches Hinterfragen hoher Ansprüche an sich selbst und die Therapie. Ein Senken dieser ggf. selbst zum Therapieziel machen
- In der Zielformulierung weg von Vermeidungszielen (z. B. „Ich muss wieder funktionieren, um meiner Familie keine Last zu sein!") hin zu positiven Zielen (z. B. „Ich möchte wieder die innere Ruhe finden, meinem Hobby nachzugehen.")

Umgang mit Hilfsmitteln
- Wunsch nach Hilfsmittel ernst nehmen und Gründe explorieren
- Bemühungen zur aktiven Therapieteilnahme positiv verstärken und würdigen
- Psychoedukation zu langfristig negativen Konsequenzen durch Nutzung von Hilfsmitteln
- Grundsatz: So viel wie nötig, so wenig wie möglich, mit dem langfristigen Ziel der Entwöhnung vom Hilfsmittel

Arbeit an und mit der therapeutischen Beziehung
- Kein Werten und Urteilen über dysfunktionales Interaktionsverhalten
- Echtheit in der therapeutischen Beziehung
- Transparenz bzgl. Therapieregeln: Hintergrund klar kommunizieren und lange inhaltliche Diskussionen meiden (kein Agieren auf der Spielebene!)
- Validieren der Bedürfnisse hinter dysfunktionalem Interaktionsverhalten und Bearbeitung dieser in der Einzeltherapie
- Bei Irritationen: explizit nach Erleben in der Therapiebeziehung fragen
- Nonverbal, aber auch explizit ehrliches Interesse signalisieren und stets zugewandt bleiben
- Sorgen und Ängste in Bezug auf die therapeutische Beziehung explorieren (z. B. „Ich könnte meine Therapeutin mit Banalitäten nerven!")
- Authentisch bleiben und Verantwortung übernehmen, wenn wir als Therapeut unangenehme Gefühle, die der Therapiebeziehung im Wege stehen (z. B. Scham vor dem Therapeuten), ausgelöst haben

- Hypothesen über die evtl. ungünstige Beziehungsdynamik (z. B. oberflächliches Jammern, anstatt sich mit schmerzhaften Gefühlen zu zeigen, aus Angst vor Enttäuschung durch den Therapeuten) vorsichtig, aber offen anbieten und von Patienten prüfen lassen
- Exploration dessen, was der Patient in der therapeutischen Beziehung braucht (falls zugänglich)
- Wenn passend: Bezug zu biografischen Beziehungserfahrungen herstellen und darüber validieren

Unmittelbare Arbeit an Körperbeschwerden und Verhalten
- Erfahrungen in der Exposition oder Umsetzung der gesteigerten Aktivierung erfragen
- Hindernisse wie Ängste und Befürchtungen neugierig, nicht wertend, explorieren und validieren
- Psychoedukation zu langfristigen Folgen von Schon- und Vermeidungsverhalten; Therapierational zur Bedeutung von Exposition erklären
- Exposition oder gesteigerte Aktivierung an alltägliches Aktivitätsniveau des Patienten anpassen und attraktive Ziele finden
- Body-Checking aktiv erfragen: Psychoedukation zu langfristig ungünstigen Konsequenzen und Plan zu Abbau des Verhaltens in die Therapie integrieren
- Körperempfindungen interessiert zuwenden, vertiefter explorieren, genau beschreiben lassen
- Kontextfaktoren bei Symptomwahrnehmung genau erfragen
- Der Körperempfindung Worte geben lassen, ggf. vorsichtig Worte dafür anbieten und von Patienten prüfen lassen
- Nonverbale Signale während der Schilderung aufgreifen
- Empfindungen im Hier und Jetzt der Stunde aktivieren
- Neben körperlicher Empfindung nach Ebene der beteiligten Gedanken und Gefühle fragen
- Über Exploration des beteiligten Gefühls langfristig hilfreiche Bewältigungsstrategie erarbeiten (z. B. Gedanken-Stopp bei panikmachenden Katastrophengedanken)
- Psychoedukation zu Zusammenhang zwischen Körperempfindungen und Gefühlen; Bedeutung von Emotionen als innerer Kompass für wichtige Bedürfnisse
- Symptomverschlechterung durch Überforderung als häufige Komplikation: Anstrengung/Engagement in Therapie validieren und gleichzeitig wertschätzende Konfrontation mit der Hypothese, dass das betroffene Körpersystem durch exzessives Üben/Konfrontieren überfordert wurde
- Herausarbeiten von dysfunktionalem Verhalten wie „Alles-oder-Nichts-Denken"
- Psychoedukation zur Bedeutung von Bedürfniswahrnehmung (und damit Spüren von körperlichen Grenzen)
- Mitgefühl und/oder Dankbarkeit dem eigenen Körper gegenüber anstoßen und fördern und damit wieder in einen wohlwollenden Dialog mit dem eigenen Körper kommen

- Selbstfürsorge mit Körperbezug (z. B. ein Bad nehmen, Spaziergang in der Natur, Düfte usw.) fest in den Tag einplanen lassen
- Mehrmals täglich bei sich „Einchecken", mit der Frage: „Was braucht mein Körper gerade?"

Wertschätzende Konfrontation mit aufrechterhaltenden Faktoren
- Anliegen und Sinn des Einbezugs der Angehörigen vorweg klären; Befürchtungen und Vorurteile abbauen
- Angehörigengespräche gut vorbereiten; über Rahmen, Möglichkeiten und Grenzen eines Angehörigengespräches informieren
- Im Kontakt erneut Anliegen aufseiten der Angehörigen und aufseiten der Patienten abfragen und im Gespräch konkretisieren
- Ggf. verbal aggressives Verhalten als solches markieren und so invalidierende Erfahrungen in Interaktion mit dem Täter korrigieren
- Durch Anregen zu Perspektivwechsel Distanz zur Beziehungsdynamik herstellen (z. B. „Was würden Sie einer Freundin raten, wenn Sie Ihnen das so erzählt?")
- Zusammenhang zwischen ungünstigem Angehörigenverhalten und Symptomatik herstellen
- Angehörigen Psychoedukation zum Störungsbild anbieten, Therapiekonzept erläutern, hilfreiches Verhalten von Angehörigen daraus ableiten
- Zu Austausch über Sorgen und Bedürfnisse beider Parteien animieren und in der Sitzung erste (positive) Erfahrung damit ermöglichen
- Belastungserprobungen für Verhaltensexperimente unter Einbezug der Angehörigen nutzen
- Ggf. weiterführende Hilfsangebote vermitteln (z. B. Ehe- und Familienberatung)
- Exploration komorbider psychischer Erkrankungen als aufrechterhaltender Faktor
- Bei schädlichem Verhalten im Rahmen der komorbiden Störungen: in den Behandlungsvertrag aufnehmen (z. B. Gewichtsvertrag oder Abstinenzvertrag)
- Selbstverständliche, unaufgeregte regelmäßige Kontrollen (z. B. Wiegetermine, Drogenscreening); nicht nur bei Verdacht!
- Schaffen von Problembewusstsein und Erarbeitung der Funktionalität des (komorbiden) Problemverhaltens mit Aufbau alternativer Strategien

Weiterführende Behandlungsoptionen
- Hausarzt
- Ambulante Psychotherapie
- Weiterführende stationäre Therapie (geplante Intervallbehandlung, spezialisiertes Setting wie z. B. DBT)
- Spezialisierte Beratung (z. B. Ehe und Familienberatung, Ernährungsberatung, Schuldenberatung …)
- Ambulante Spezialtherapien (z. B. Kunsttherapie, Körpertherapie, Physiotherapie …)
- (Fach)ärztliche Versorgung (z. B. Psychiater, Neurologe, Gastroenterologe …)
- Entspannungsverfahren, Sportangebote (z. B. PMR, autogenes Training, Yoga …)

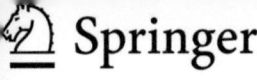

springer.co

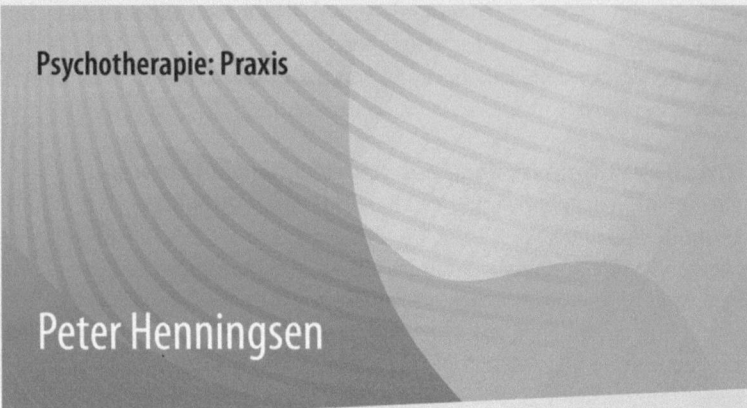

Psychotherapie: Praxis

Peter Henningsen

Allgemeine Psychosomatische Medizin

Krankheiten des verkörperten Selbst im 21. Jahrhundert

MOREMEDIA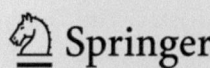

Jetzt bestellen:
link.springer.com/978-3-662-63323-6